...NE PREMI...

OU

...TION DU SERVICE...

par

J. PAN...

DOCTEUR EN MÉDECINE, ANCIEN MÉDECIN DES BUREAUX

DE BIENFAISANCE DE PARIS

Cela seul est durable...
permanente en...
cela seul...
qui est...

PARIS

...RE DE F. CHAME...

..., RUE DE...

MÉDECINE PRÉVENTIVE

PARIS. — IMPRIMERIE BOISSEAU ET AUGROS,
Passage du Caire. 123-124.

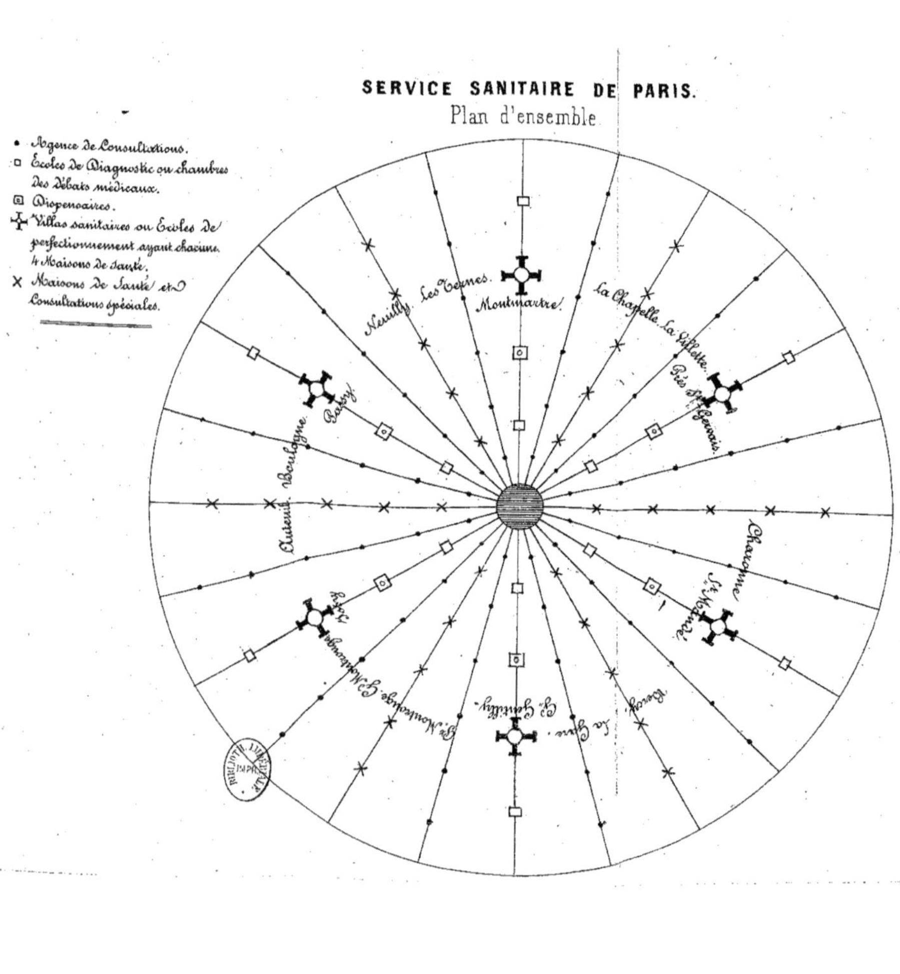

SERVICE SANITAIRE DE PARIS.
Plan d'ensemble.
Agence de Consultations.
Écoles de Diagnostic ou chambres
des Débats médicaux.
Dispensaires.
Villas sanitaires ou Écoles de
perfectionnement ayant chacune
4 Maisons de Santé.
Maisons de Santé et
Consultations spéciales.
Neuilly. Les Ternes.
Montmartre.
La Chapelle. La Villette.
Passy.
Auteuil. Boulogne.
Grenelle. Montrouge. Gd Montrouge.
Gentilly.
La Gare.
Bercy.
St Mandé. Charonne.

MÉDECINE PRÉVENTIVE

OU

ORGANISATION DU SERVICE SANITAIRE

PAR

J. PANET

DOCTEUR EN MÉDECINE, ANCIEN MÉDECIN DES BUREAUX
DE BIENFAISANCE DE PARIS.

> Cela seul est d'institution naturelle et
> permanente qui a son ordination en soi ;
> cela seul est vivace, beau, utile, durable,
> qui est sérié.
>
> P.-J. PROUDHON.

PARIS

LIBRAIRIE DE F. CHAMEROT, ÉDITEUR,

13, RUE DU JARDINET.

1857

INTRODUCTION.

Lorsqu'il faut écrire un livre pour faire connaître sa pensée et vulgariser ses observations ; lorsque, pour retracer ses impressions et ses réflexions, il faut avoir recours à la presse, il est difficile de ne pas commettre quelque forfait. Ceci n'est un secret pour personne : aussi l'auteur réclame-t-il invariablement l'indulgence du lecteur.

Nous serions tenté de demander le châtiment, si ce n'était vouloir la même chose : car, pour nous, faire un livre est un signe d'impuissance; nous préférons les moyens de vulgarisation plus directs : *la parole* et *la pratique.*

Néanmoins, nous nous mettons à l'œuvre, parce que nous avons acquis la certitude qu'il est opportun d'organiser le service médical selon les besoins de notre époque, et parce que nous n'avons pas d'autres moyens de nous faire entendre. Quoique contraint de pécher ou de rester muet, sans plus songer aux fâcheux, nous écrirons ce que nous avons vu et ce que nous voulons. En échange de notre bonne volonté, nous désirons qu'on nous lise avec impartialité et que nos assertions soient vérifiées ; il nous semble juste qu'il en soit ainsi.

Obligé de nous occuper de choses importantes, sérieuses, de toucher à des intérêts bien chers et de soulever des questions délicates, nous défendrons les intérêts généraux de la société sans nous arrêter aux questions de personnes ; nous généraliserons notre critique et nos affirmations.

A ceux qui demanderaient plus de précision dans l'exposé des faits, plus de correction dans l'ensemble du travail, des déductions plus nombreuses, nous répondrons que c'est

à dessein que nous ne modifions pas notre
premier mouvement; que c'est ainsi que tout
travail commence. D'abord à l'état vague,
indéfini, touchant à tout, c'est rêve et réalité;
mais peu à peu la réflexion sépare, distingue,
rejette ou conserve, et le travail s'épure et
s'achève. Nous achèverons le nôtre si nous
ne sommes pas brisé avant l'âge : si nous
sommes libre !

En attendant, *de par méthode,* nous resterons
dans les généralités; ceci est un commencement.

Si d'aucuns refusent de nous entendre, ou
qu'il ne nous soit point donné d'achever notre
tâche, nous relirons attentivement la fable :
Le meunier, son fils et l'âne, pour nous consoler
des chagrins de *l'auteur malgré lui.* Nous rirons
de nos émotions et de notre naïveté; mais,
aujourd'hui, il faut livrer notre travail à la
publicité pour juger de son utilité et de sa
valeur, ou le jeter au feu pour n'y plus songer; nous prendrions volontiers ce dernier
parti, tant les formalités et les exigences de
la publication nous sourient peu.

En proposant l'organisation d'un service sanitaire, dans le but de prévenir les maladies, nous voudrions constituer la fonction médicale dans tous ses rapports avec le travail social, car de cette constitution logiquement déduite de la loi du travail, sortira l'organisme du service préventif, la science elle-même. La médecine ne sera en tendance normale et scientifique, que lorsque le médecin disposera de tous les instruments nécessaires à l'exercice et à l'enseignement de son art, alors qu'elle *deviendra préventive*, alors que l'atelier médical sera créé. Or, c'est ce que nous voulons, ce que nous voudrions faire comprendre et réaliser; nous dirons ce qui constitue l'atelier médical et quelle influence il est appelé à exercer sur l'enseignement et l'exercice de la médecine, sur la santé des individus et des masses.

Pour déterminer les bases d'une bonne constitution de la profession médicale, nous jetterons un coup d'œil sur l'éducation professionnelle et le travail général. Nous exposerons les principes qui nous servent de point de départ, et ferons une critique sommaire de l'enseignement et de l'exercice de la médecine. Tout en essayant de détruire quelques préjugés populaires, nous indiquerons le chemin du devoir aux médecins et aux clients, aux parents et aux élèves. Nous montrerons comment les intérêts des médecins et des malades, qui sont en contradiction perpétuelle aujourd'hui, peuvent, en changeant le mode d'exercice de la médecine, devenir identiques; comment le médecin aura intérêt à n'avoir plus de malades, mais bien à s'occuper constamment d'hygiène pour prévenir le mal. Enfin, après avoir réglé le budget médical, après avoir pourvu à la garantie sociale, nous donnerons une description succincte des divers instituts à édifier pour améliorer l'enseignement et l'exercice de la médecine.

Au résumé, nous posons les bases organiques de la médecine préventive, nous complétons les services clinique et pharmaceutique, dans le but éminemment désirable de faire de bons praticiens et de sauvegarder la santé publique !

Dans ce livre, nous présenterons l'objet de notre étude, en masse et à l'état naissant; nous soulèverons les questions plutôt que nous ne les résoudrons ; nous donnerons l'idée, le mouvement.

Ce sera *l'état chaotique* du travail que nous devons poursuivre, afin de parvenir au but que nous nous sommes proposé, à savoir : *qu'il soit reconnu d'ordre public de doter le médecin de tous les instruments de travail nécessaires à l'enseignement et à l'exercice de sa profession, et de mettre à la disposition de chacun et de tous les moyens les plus convenables dont dispose la science, pour prévenir le mal, soulager ou guérir les malades.*

En régularisant la fonction médicale, dans ses rapports avec le travail général, nous pourrons améliorer la constitution des individus, développer les types, en créer de nouveaux, élever le niveau de la santé, augmenter la vie générale et faire progresser la science médicale elle-même. Lorsque l'ex-

périence aura infirmé ou confirmé les résultats que nous espérons, nous reviendrons
spécialement sur les divisions principales de
notre travail, et nous donnerons enfin une
œuvre de recomposition, qui sera l'expression des résultats théoriques et pratiques de
l'étude que nous aurons faite ; nous termine-
rons par là.

MÉDECINE PRÉVENTIVE

ÉTAT GÉNÉRAL DU TRAVAIL.

Principes. — Méthodes d'enseignement. — Éducation générale. — Son insuffisance. — Éducation professionnelle.

Principes.

Disons tout d'abord ce que nous voulons, où nous allons! Nous cherchons la justice, nous aimons le travail et la science; nous réclamons une éducation professionnelle perfectionnée, des instruments de travail pour le présent et des garanties pour l'avenir. Nous voulons être libres, nous affranchir et ne relever que de notre dignité.

C'est pour travailler librement que nous nous sommes imposé le devoir bien doux d'étudier la médecine dans tous ses rapports, et c'est pour cela que nous voulons la profession médicale élevée à la hauteur des idées nouvelles, et le médecin capable de remplir la belle mission qui lui est attribuée.

En nous appuyant sur les grands principes qui régissent la société, en prenant notre point de départ dans le travail et la liberté, nous sommes les continuateurs de nos pères : ajoutons la sécurité à la liberté qu'ils ont invoquée sans la pratiquer, car il ne suffit pas de dire : « Tu es libre », il faut savoir et pouvoir le devenir. Aussi, disons-nous que le travail et la liberté, la sécurité, n'existent pas l'un sans l'autre ; l'esclave ne travaille pas, c'est une machine ! L'homme s'abaisse, se flétrit, disparaît, s'il ne cherche à s'affranchir en travaillant : *c'est là le devoir !*

Avons-nous compris, avons-nous fait notre devoir ? avons-nous su conquérir nos instruments de travail et notre indépendance, est-ce pour ces motifs que nous spéculons ? Hélas ! le travail, qui est la plus douce loi qui nous soit faite, a été transformé en un châtiment : il nous est impossible de produire selon l'art et d'agir selon l'équité ; car, il ne faut pas s'y méprendre, ce n'est pas pour remplir un devoir, une mission, que notre civilisation s'agite, c'est pour avoir des rentes.

Aussi, comme conséquence fatale, la liberté et la sécurité n'existent nulle part. Triste spectacle! nous ne prions plus, nous ne discutons plus; bientôt nous ne travaillerons plus : un voile épais fait la nuit sur nos yeux, nous regardons de travers et parlons à voix basse. La plainte expire sur les lèvres, nous sommes résignés.

Dire que l'homme doit travailler, *non pour gagner de l'argent*, mais pour s'affranchir, pour se délivrer du péché, selon l'expression théologique ; affirmer que c'est en cherchant le bien général que l'on arrive normalement à faire le sien ; prouver, par l'expérience, que nous ne sommes heureux qu'à cette condition, semble paradoxal !

Au dix-neuvième siècle, nous en sommes là !

Avec le catholicisme de la rente, et le salaire incertain, l'un entraîne fatalement l'autre, il n'y a pas de grandes œuvres, pas d'indépendance possible : c'est courir après une chimère que de vouloir des rentes et la liberté.

Rome la catholique raisonne logiquement, lorsqu'elle affirme que l'homme n'est pas libre; il ne le sera en effet que lorsqu'il travaillera uniquement dans le but de le devenir; c'est-à-dire selon l'art et la science.

Là est le moyen de salut.

Qu'il nous semble étrange d'avoir à revendiquer l'application réelle de la loi du travail ? Il nous faut toute la brutalité des faits d'esclavage enregistrés depuis le commencement des siècles jusqu'à nous, pour nous convaincre que les hommes sont encore assez ignorants pour ne pas comprendre que le secret de la vie est là : *plus le travail sera perfectionné, plus la vie sera haute.*

L'homme, au résumé, n'est qu'un artiste, dont la fonction essentielle est de continuer la création. Il n'est à l'état d'individu, il ne sort du néant, il ne se distingue de la masse qu'à cette condition : et, puisque c'est à lui de se connaître, de se former au bien, rien ne doit l'arrêter dans son ascension. Le travail étant générateur de toutes choses, terres et cieux en accomplissent la loi, produisent et échangent..... *C'est la loi unique et universelle.*

Aussi tout ce que nous avons de bon en ce monde : idées, fortune, moralité, liberté, dérive du travail fait avec méthode et connaissance ; et tout ce que nous avons de mauvais résulte invariablement de notre paresse, qui nous force à rester esclaves de la routine, esclaves des préjugés, esclaves de la machine ou de notre pensée elle-même !

Osons regarder autour de nous ; nous compterons beaucoup d'esprits enchaînés et peu d'hommes libres, peu de produits utiles : la pratique de la vie humaine nous fournira la preuve que travailler dans les conditions actuelles, c'est servir et engendrer le mal ; il faut nécessairement changer la méthode, les instruments, et nous placer à un autre point de vue, si nous voulons enfin que tous nos actes convergent au bien.

Il résulte de la force des choses que nous devons tout faire *pour le travail et par le travail !* Par conséquent, en nous occupant des moyens de le perfectionner, quelle que soit notre entreprise, elle se trouvera justifiée dans ses motifs, dans sa fin.

Que l'application de la loi du travail exige des conditions spéciales ; que, pour faire bien, il faille un organisme en rapport avec le but que l'on veut atteindre, rien de plus naturel.

Nous ne pouvons nous développer, produire et créer que dans un milieu donné, que munis des instruments nécessaires à notre entreprise : car de l'ensemble des moyens et non de quelques-uns, naissent les phénomènes, les faits utiles, les seuls dignes d'être recherchés et produits.

Qu'il soit indispensable d'opérer une réforme dans les institutions, voire même une révolution dans les rapports sociaux, si une idée et les moyens de l'appliquer sont complétement différents de ceux qui prédominent, en cela rien qui doive surprendre : la loi du progrès le veut ainsi.

L'expérience nous apprend que les améliorations apportées au régime sociétaire ne sont durables qu'à la double condition d'être préparées par une éducation qui démontre et vulgarise les idées nouvelles, et par l'incarnation de ces mêmes idées dans un organisme nouveau.

L'homme qui se propose de réformer des abus doit nécessairement les signaler et les critiquer, puis avec un principe supérieur et conciliateur, une loi nouvelle qui pourra régler les rapports de la pratique, chercher un état meilleur. En s'appuyant sur ce qui est bien en soi, il fait une théorie nouvelle et en déduit, en quelque sorte, l'avenir en l'expliquant. Le mouvement, la vie s'élargissent à l'aide de la transformation haute et puissante que nous nommons révolution : ne craignons pas de vivre !

On ne saurait limiter la création universelle, pourquoi se raidir contre elle ; pourquoi user ses forces en des luttes stériles ?

Quand tous nous cherchons à nous affranchir, pourquoi ne pas mutualiser nos efforts ? Il suffirait pour cela de partir du même point et d'aller au même but. Sans doute, le chemin peut varier, mais si l'on est dans une mauvaise voie, rien ne doit coûter pour en sortir.

Notre destinée doit s'accomplir avec des vues plus larges que celles qui règlent nos rapports actuels : il faut agrandir le champ et l'horizon.

Si nous unissions la science et le travail ; si le savant quittait son fauteuil pour venir à l'atelier ; si l'ouvrier trouvait un temps de repos pour s'instruire ; si d'une main nous tenions l'instrument, et de l'autre l'instruction et la science, la force vive serait parmi nous : nous serions un !

Mais ce n'est pas ce que nous avons constaté dans notre vie de chercheur ; partout nous avons trouvé la séparation du corps et de l'âme : du commencement à la fin de la vie, la doctrine l'emporte sur la science, sur la vérité.

Méthodes d'enseignement.

Les diverses méthodes d'études suivies peuvent se ramener à deux principales :

L'une, subjective, classique, théorique, développe l'individu sans s'occuper des choses.

L'autre, objective, populaire, pratique, c'est celle du forgeron, du maçon qui fait son apprentissage, fait disparaître l'individu, la personnalité, devant le produit; ici, la chose passe pour ainsi dire, avant l'homme.

Les rhéteurs suivent la première et délaissent la seconde, tandis que les artisans, au contraire, ne s'occupent point de théories et beaucoup trop de pratique.

Avec une divergence pareille, il est inutile de chercher la solution du problème de l'éducation.—En partant de ces deux points différents, on aboutit à la division, à la classification en nobles et ignobles, en matérialistes et spiritualistes, à la guerre enfin, que nous voyons grandir chaque jour, sans qu'il nous soit possible d'en arrêter le funeste développement.

Ces deux modes contradictoires demandent une

conciliation, une synthèse. La théorie donne *un pré-jugé favorable,* que l'expérience doit infirmer ou confirmer, autrement elle mène à la doctrine. La pratique sert à former la théorie tout en confirmant les résultats par l'expérimentation.

Par conséquent, *la méthode expérimentale ,* qui unit la théorie à la pratique, et qui n'est pourtant ni l'une ni l'autre, mais *le produit* des deux, devient la seule vraie, la seule rationnelle. On ne juge de l'utilité d'une invention, travail théorique et pratique, qu'alors que l'expérience a prononcé en dernier ressort.

Or, l'expérimentation n'est que la pratique *perfectionnée, achevée,* c'est la méthode populaire élevée aux conditions scientifiques, c'est celle qui doit nous servir de guide si nous voulons briser avec le passé et embellir l'avenir.

L'étude objective commence, pour ainsi dire, au berceau, se continue dans les relations ordinaires de la vie, et fait le fond de l'éducation professionnelle actuelle ; elle donne assurément des résultats satisfaisants à certains égards, mais toujours incomplets.

En effet, l'homme qui ne sait ni lire ni écrire, peut avoir une éducation professionnelle fort avancée et des plus utiles ; nous voyons des agriculteurs, des industriels, des médecins, se former sans le secours des livres et sans théorie préalable, arriver, par la pratique, à une somme de connaissances qui leur assure une supériorité bien réelle sur les hommes de cabinet.

Mais à côté de ceux-ci, qui forment un groupe infiniment petit, il existe une foule de malheureux êtres qui restent perpétuellement à l'état de manœuvres, condamnés à tourner la roue et réduits à l'état de machines, car ils ne savent qu'une millième partie de leur profession.

D'autres passent par la série et deviennent maîtres ès-arts, docteurs; mais il leur est impossible d'échanger leurs produits, de communiquer leurs pensées. Le temps trop long qu'ils consacrent aux détails ne permet pas, aux uns, d'étudier les lois de la production et de la consommation, aux autres, de faire de la science et de continuer un travail bien commencé : tous sont à la merci du mercantilisme et de l'inconnu, tandis que tous devraient avoir science et sécurité.

Dans ces conditions, travailler au bien public est chose impossible, puisqu'une œuvre, pour être utile à tous, doit circuler, arriver à tous. Sans l'échange, il n'y a pas de richesse, pas de science possible.

Ceux qui étudient avec la méthode subjective, c'est-à-dire avec les livres, à l'école primaire, au collége et à l'école professionnelle, sans appliquer, sans expérimenter eux-mêmes, ne sont pas plus favorisés ; car ils ont à vaincre les difficultés pratiques, et ils atteignent un âge très avancé sans avoir rien produit.

Cette position, qui est le partage des travailleurs intelligents, de l'élite de la classe moyenne, du savant modeste, de l'artiste enfin, est belle et attrayante ; elle serait la seule à envier, si elle était plus utile à la société et moins précaire.

Mais en vain l'idée, la loi ou le contrat, associe les artistes par groupes ou corporations ; en vain ils divisent et spécialisent leur travail pour rendre les produits plus nombreux et meilleurs, ils s'arrêtent à la production et à l'invention. Leurs travaux ne peuvent se communiquer et être compris de la masse qui a une éducation toute différente et d'autres aspirations, d'autres besoins ; la raison du plus fort devient la meilleure. Aussi chacun veut un brevet d'invention ; on garde son secret, on craint le vol et l'exploitation ; il n'y a ni science, ni accord, ni sécurité.

Combien de médecins peuvent travailler au bien public, combien se rendent compte de leur situation économique ? La dot de famille constitue la fortune du plus grand nombre : la profession s'exerce dans les conditions du salaire incertain, et ceux qui n'ont pas assez de force pour s'élever à la hauteur du travail général, restent confinés dans leur impuissance.

L'intérêt particulier devient le seul mobile qui les dirige : il y a force majeure.

Telle est pourtant la position du travail dévoué, patient, intelligent, sur lequel roule et pivote la fortune publique, la science, la vie, la santé générale.

Il y a des siècles que l'on prêche l'unité, l'union, l'accord ; mais il y a des siècles que l'on fait tout pour nous diviser et nous séparer. Puisque tout art, toute science commence et finit à la pratique, pourquoi ne pas employer la pratique comme méthode commune et essentielle dans l'enseignement ?

Il est facile de constater que le peu que nous savons, au sortir du collége, ne nous vient que de l'expérience de chaque jour : si nous savons parler et écrire, c'est que nous parlons et écrivons, non-seulement sur les livres, mais dans la vie réelle. Nous apprenons le français en parlant le français, et peu ou point par la grammaire.

De telle sorte qu'on devrait faire l'inverse : commencer par la pratique et finir par la théorie. Une mère qui veut apprendre à aimer ou à parler à son enfant, l'embrasse avant toute démonstration logique sur l'amour ; elle lui montre l'objet avec lequel il joue, et lui en dit le nom tout en lui en apprenant l'usage : voilà la véritable méthode.

Devenons des praticiens, puis nous ferons la théorie après. — L'école primaire pour les jeux de l'enfance, l'atelier pour l'éducation secondaire et pratique, l'école de perfectionnement pour la théorie et la pratique, pour l'expérimentation et l'application.

Lorsqu'on a étudié pratiquement, on est à même de vérifier les assertions des auteurs, on peut les lire avec fruit; mais sans cette préparation on ne parvient qu'à se troubler l'esprit.

Faisons un menuisier, un charpentier, un médecin, et donnons-leur l'érudition qui mène à l'Institut; mais songeons d'abord qu'il nous faut des travailleurs et non des embrouilleurs d'idées, ou des ergoteurs qui ne peuvent vivre que d'expédients et aux dépens des autres.

Éducation générale. — Son insuffisance.

Il suffit de donner une simple garantie au travail pour changer la tendance et faire que tous les efforts divergents convergent, au contraire, au même point, et rendent l'action des travailleurs constamment utile.

Assurons aux uns l'instrument de travail, aux autres l'éducation professionnelle. L'éducation professionnelle, donnée sur une vaste échelle et perfectionnée, est le seul remède à opposer à l'incohérence de nos rapports, le seul moyen pratique et véritablement fécond de redresser notre situation anormale.

Car, tant que le vigneron ne saura que piocher sa vigne, le forgeron rougir et frapper son fer, l'usure les dévorera. Tant que le médecin ne s'occupera que de la science médicale proprement dite, sans songer aux autres sciences, à toutes les autres branches de la science, la médecine restera stationnaire, et le médecin l'homme de la rhubarbe et du séné.

Nos sociétés savantes des diverses catégories de l'art, de la science et de l'industrie ressemblent plutôt à des sociétés d'admiration mutuelle qu'à des académies. Elles développent l'esprit de coterie, les travaux y sont inachevés; trop souvent on se hâte d'y présenter une œuvre pour des motifs que nous ne voulons pas écrire, mais que tout le monde devine, et qui sont entièrement étrangers à la science.

Partout nous trouvons le même mal : ignorance et insécurité, insuffisance des instruments de travail et des moyens protecteurs; beaucoup de théorie, de paroles, et pas assez de pratique, ou de la pratique sans théorie. Pour apprendre, pour élargir la route, revenons au bon sens, au sens commun, et appuyons-nous sur l'éducation professionnelle théorique et pratique.

Notre éducation première est en contradiction avec une société qui se pique de reposer sur la loi du progrès; pour l'enfant, c'est temps perdu, effort inutile. Jusqu'à nous, elle n'a produit qu'un résultat : asservir l'intellect humain, l'homme enfin, à des idées qui peuvent être utiles, à un autre point de vue, mais négatives quant à l'application pratique; subversives de l'ordre à établir dans une société normalement déduite de la loi du travail.

Il est étrange de constater qu'au dix-neuvième siècle nous n'ayons pas d'autre méthode que les Égyptiens de l'antique Égypte. Les prêtres de cette respectable époque s'étaient approprié le monopole de la science et du gouvernement ; dispensateurs de tout et de toutes choses, ils professaient deux doctrines : l'*éso-térique* et l'*exotérique* ; alors, comme aujourd'hui : le temporel aux rois, le spirituel aux prêtres ; la science et la richesse aux uns, le travail pénible et la misère aux autres.

Les philosophes après eux, du sage Platon à l'amoureux Jean-Jacques, *ce feu* modérateur de passions, du premier au dernier porte-bonnet de pédagogue, tous ont eu moins en vue de nous apprendre à travailler qu'à veiller sur notre jeunesse, afin de la polir, de la civiliser, de la vieillir : c'est de mode et de tradition.

A peine donne-t-on à l'enfant le temps de grandir assez pour qu'il puisse aller à l'école. Modérons cette ardeur et laissons les enfants libres.

Songez, ô sages, que l'enfant s'appartient ; que nous n'avons pas le droit de le faire à notre image ou de changer sa pensée.

Le Christ a dit : « Laissez les petits enfants venir à moi. » Cela ne signifie pas : prenez-les au maillot et casernez-les. C'est comme s'il eût dit : faites-les libres, grands, beaux et divins comme moi ; laissez-les se développer, pour qu'ils puissent *venir et choisir*.

Nous faudra-t-il prêcher l'Évangile pour vous remettre dans la bonne voie ?

Appliquons-nous à connaître l'organisation des choses, à les régler, à les présenter aux hommes comme aux enfants, et tous sauront bien choisir ce qui leur conviendra.

Étudions l'homme avant d'oser l'instruire; voyons ses besoins, ses aspirations, ce qu'il fait, ce qu'il est obligé de faire par nature, par raison. Pour nous faire comprendre, soyons de notre temps et bâtissons pour l'avenir.

Éducation professionnelle.

Nous regardons comme urgent de nous occuper des moyens d'élever ce commencement de travail, cet apprentissage, tant au point de vue pratique qu'au point de vue théorique.

L'atelier des sciences et des arts, l'atelier comparé, l'atelier général, enfin, est à créer.

Simplifions d'abord la question mal posée. Que faut-il à l'homme pour vivre? Deux choses principales : du travail et la rémunération assurée de son produit. Que lui faut-il pour être heureux? que désire-t-il le plus? Être libre!

Voilà la loi et l'aspiration; la loi et les prophètes, comme disent les saints livres.

Comment rend-on un homme libre? En dégageant son esprit des préjugés, des croyances absurdes; en lui apprenant à réfléchir, à raisonner, à expérimenter.

La réflexion est la fonction principale de l'entendement; elle est à *la formation des idées*, ce que la division est au travail manuel. *Le travail de l'esprit et de la main suivent la même loi.*

Paix aux hommes et ordre dans les choses : *travail* et *liberté,* n'est-ce pas notre devise commune ?

Comment ordonne-t-on les choses ; c'est-à-dire, comment fouille-t-on les entrailles de la terre ? comment façonne-t-on les trésors qui y sont enfouis, pour les offrir à ses semblables ? Qu'est-ce que le travail, qu'est-ce que la création, qu'est-ce que la science ? C'est en mettant la main à l'œuvre que tout cela se fait et s'apprend.

Donc, *apprendre* à fouiller, à creuser, à réfléchir, à offrir et à faire connaître ses produits, est la *première chose* que nous devons nous proposer, si nous voulons vivre ; et si le travail est l'unique loi qui régit la société, l'homme qui a rempli sa tâche n'a plus rien à faire, son devoir est rempli ; il est libre.

Donc, toute doctrine humaine, sociale, politique, économique, *machiavélique,* philosophique, athée ou déiste, spiritualiste ou matérialiste, qui se propose un autre but que de servir au développement du travail et de la liberté de l'homme, ne sert qu'à embrouiller les idées, à porter l'effroi et le désordre dans les cerveaux, dans la conscience humaine ! Par conséquent, la question se ramène à une question d'éducation professionnelle, le reste est accessoire; c'est par elle qu'il faut commencer et finir.

L'éducation professionnelle est la pierre angulaire de l'édifice social. Progressive par essence, puisqu'elle varie dans son objet, qui embrasse l'art et la science, elle sera la plus complète, attendu qu'elle réunit la théorie et la pratique de tout art, de toute science.

Elle crée un lien qui tend à rétablir la justice, l'harmonie entre les deux mouvements sociaux opposés; elle concilie la misère et la richesse, l'ignorance et le savoir, la paix et la guerre; elle met à la disposition de tous ceux qui sont valides les instruments de travail dont chacun peut se servir, selon ses forces.

Les idées, l'instruction, l'éducation même, ne s'échangent-elles pas comme tout autre produit? Un comité d'instruction, une académie, une conférence, où il y a concours mutuel et réciproque, est le moyen d'amener ceux qui en font partie à une communauté d'idées, de mœurs, de science, qui engendre l'harmonie et rend inutiles les épées et les coalitions.

L'instrument de travail pour nos affaires et pour nous l'instruction, voilà le problème à résoudre.

L'instrument s'obtient au moyen d'une cotisation que l'on peut grouper, diviser et centraliser, ou par le travail lui-même.

L'instruction s'acquiert par le *concours incessant,* alternatif de l'individu et du groupe; *par l'échange des idées, leur négation ou leur affirmation pratique.*

Ce travail, étant réciproque et simultané, donne pour premier résultat l'union entre ceux qui y coopèrent, puis il détermine leur adhésion à des principes, à des institutions ou moyens identiques de protection; il en résulte ce que nous nommons une société : *un être moral est engendré.*

Car il n'y a pas société, si les intérêts des sociétaires ne sont pas en convergence, s'ils n'aboutissent à un point de vue défini, si la rémunération du travail n'est pas assurée et complète. La société générale actuelle est une guerre, une contradiction, un champ de bataille, et cette misère ne peut se terminer que par un revirement dans les rapports des choses et une éducation nouvelle pour les hommes.

Il importe de se pénétrer de cette vérité : il n'y a réellement société que lorsque tous les sociétaires marchent au même but, et que tous les intérêts tendent à s'identifier.

Or, donner aux enfants, ces apprentis sociétaires, une éducation non pas commune, mais ayant un but commun, c'est rajeunir et créer cette société; c'est la conserver, la rendre immortelle, en l'élevant perpétuellement.

Si nous avons bien indiqué la destinée de l'homme, en le considérant comme un créateur, un travailleur, l'éducation professionnelle devra être l'objet de nos plus sérieuses préoccupations, comme étant la plus variée et la plus complète : c'est le véritable levier d'Archimède.

On a pu constater, à l'exposition de 1855, la supériorité des produits de nos ateliers-écoles ; partout où la théorie s'est jointe à la pratique, les résultats ont été remarquables.

Ce fait, qui confirme d'une manière si éclatante toutes les qualités que nous avons assignées à l'éducation professionnelle, est aussi pour nous l'enseignement culminant de l'Exposition universelle. Il est de beaucoup supérieur au fait de production à bon marché qui a été l'objet d'une sérieuse attention, et qu'on a cherché à développer ; car celui qui reçoit une éducation professionnelle convenable apprend à produire les bonnes qualités au prix le plus minime, à rendre des services à bon marché, à travailler au bien public. Il acquiert, en outre, la garantie, la protection que ses intérêts réclament, puisqu'il peut faire ses affaires lui-même, et vérifier s'il n'est pas trompé.

Nous n'avons pas besoin de rappeler que tous les ateliers ne sont pas des écoles théoriques et pratiques ; il y en a trop peu, et tout spécialement pour les études médicales, l'*atelier-type* est à créer. Il n'existe pas une école de médecine comparée qui réunisse la théorie et la pratique des hôpitaux à la pratique de la ville, de la campagne et de l'art vétérinaire; qui serve d'école de perfectionnement *au médecin praticien qui débute ou qui veut se tenir au courant de la science.*

, De sérieuses améliorations ont été apportées dans les écoles primaires et secondaires : les fermes-écoles ont pris faveur. N'est-ce pas la preuve que nous avons compris la tendance et le besoin de l'époque? Nous nous hâtons d'insister, trop heureux de continuer l'œuvre et de perfectionner le germe. L'école est pour la jeunesse, soyons jeunes ; continuons à nous instruire, comme le font nos grands maîtres, *restons élèves en pratiquant,* et nous serons sur la route du progrès.

Si le corps médical n'est pas plus favorisé que les autres, s'il y a insuffisance dans les études et moyens d'études, c'est qu'on a fait de la science une chose à part : on l'a toujours séparée du travail. Au lieu d'unir ces deux forces, on s'est contenté de chercher dans les infiniment petits. Sans le travail général, pas de science; sans science, pas de médecine.

Cependant, nulle autre profession ne nous semble préférable à celle-ci, pour servir de type à l'école professionnelle, attendu que le médecin, même dans l'état actuel des institutions, est, sans contredit, un des travailleurs les plus instruits, et que les instituts servant à l'enseignement médical sont des mieux constitués ; par conséquent, l'homme et la chose sont dans les conditions les plus favorables pour se perfectionner.

L'agriculture commence à peine ; l'industrie, quoique plus avancée, a une plus grande incohérence dans ses ateliers, et les arts et métiers ont trop peu d'écoles théoriques et pratiques.

Lorsque l'industrie sentira la nécessité de constituer des ateliers-types et complets, elle saura bien vite les créer ; mais les écoles de médecine sont en bonne voie, et il est facile de les améliorer, sans rien changer à l'état de choses présent.

Il n'y aura qu'un institut qui reliera tous les membres épars ; il n'y aura qu'une amélioration dans l'institution générale.

Ces motifs nous semblent suffisants pour déterminer les esprits les moins disposés aux innovations.

Nous n'avons pas à nous demander, comme en industrie, à qui notre machine fera-t-elle concurrence ? qui allons-nous enrichir ou ruiner ? Nous n'avons que du bien à faire : médecins, clients, société, tout le monde y trouvera avantage, aucun intérêt ne peut se trouver froissé. Nous n'avons pas à hésiter, *la chose est d'utilité publique !*

Combien il serait facile de répondre à ce besoin permanent d'instruction, en dotant l'éducation professionnelle d'un budget plus large ! Combien les résultats seraient inattendus et nouveaux ! On verrait l'atelier, devenu école, se coordonner facilement ; la richesse générale développée ; la circulation des valeurs régularisée ; les rapports de l'individu, du groupe, de la société, définis, connus ; la justice dans la rémunération du travail : rien ne manquerait pour que chacun de nous pût prendre sa part de richesse comme sa part de soleil, sa part de vie morale et de vie matérielle.

La vie est un échange et une éducation perpétuels !

DE L'ENSEIGNEMENT MÉDICAL.

L'École de Médecine.

Commençons, tout d'abord, par rendre hommage au talent et au mérite des professeurs chargés de l'enseignement médical. Nous n'oublions pas le dévouement infatigable de nos maîtres pour tout ce qui concerne l'enseignement et l'exercice de la médecine. Nous louons sans réserve le vif intérêt qu'ils portent aux jeunes gens, leur amour de la science, leurs travaux et leurs veilles. L'accueil sincère et bienveillant, empressé même dont nous fûmes favorisé dans toutes les circonstances où nous avons eu besoin de renseignements particuliers, nous permit de traverser maintes épreuves. Nous aimons à nous souvenir de l'heureux temps de nos études médicales.

Néanmoins, en réfléchissant sur ce qui se passait autour de nous, l'expérience de chaque jour nous faisait reconnaître une foule d'imperfections dans l'enseignement et l'exercice de la médecine, et nous avons été ainsi logiquement conduit à nous occuper de l'amélioration du service sanitaire.

Après avoir constaté, par l'expérience, l'insuffisance des études générales et médicales, l'imperfection des méthodes d'enseignement, le manque de garanties scientifiques et économiques dans l'exercice de la médecine, l'état précaire de la position sociale du médecin et le manque d'instruments de travail partout, nous avons pensé qu'il serait utile de faire connaître nos observations et de revendiquer les droits du travail et de la science. Notre pratique particulière, comme les résultats de la pratique générale, nous a démontré que la science médicale avait une tendance mauvaise, en s'occupant *principalement* de guérir et non de prévenir les maladies; elle obéit à la méthode commune, qui aime à reformer ce qui est défait, au lieu de produire le bien pour empêcher le mal. Mais aujourd'hui que la science marche à pas de géant, nous devons ramener la fonction médicale à sa normale, en la constituant d'après la loi du travail.

En réfléchissant au mode d'instruction suivi dans les écoles, il est facile de voir que, si la mémoire n'est pas suffisamment développée, après quelques mois de vacances, l'élève oublie le travail d'un an; il change de livre sans changer de méthode, et c'est ce qui s'appelle faire ses études.

L'enseignement médical, en suivant la voie théorique et pratique, est sans doute en bon chemin; la tendance est favorable, mais il y a insuffisance d'études.

D'une part, les élèves, assez favorisés de la fortune pour suivre les cours pendant cinq ans, *assistent* seulement à l'enseignement théorique et pratique. Cette dernière partie surtout est incomplète et trop négligée par l'étudiant qui se souvient plus ou moins de la leçon, mais qui ne fait rien, n'expérimente rien par lui-même. Comme au collége, l'élève se sert des livres pour passer ses examens; et on est satisfait pourvu que le titre de docteur arrive : « *mon fils est reçu, mon fils est docteur!* »

Le stage et l'internat, qui sont d'excellents moyens

d'études pratiques, demandent un complément et une continuation : le stage est une corvée, et l'internat une exception. La majorité des élèves sort de l'école sans avoir jamais traité un malade !

D'autre part, les étudiants peu riches se hâtent d'en finir, de passer leurs examens et d'aller saigner et purger, selon l'art.

L'enseignement médical subit la loi commune, la routine ; et, sans s'en apercevoir, il va à l'infiniment petit. En effet, peu à peu la doctrine remplace la science ; les débats personnels ou les questions de priorité dominent la discussion des faits ; on laisse les obstacles s'accumuler à l'entrée de la carrière ; le nombre des élèves diminue sous le *vieux prétexte* que l'on augmente la garantie scientifique, et il faut être riche, très riche pour étudier pendant cinq ans et être diplômé. Pourtant, lorsqu'on est riche et privilégié, il est rare qu'on se fatigue beaucoup pour devenir savant. Puis, le diplôme est le signe de la réprobation, le drapeau du chacun pour soi, du tout pour soi. Élèves et praticiens restent en séparation de corps et de biens pour le reste de leurs jours. Un système politique, une force majeure s'empare de l'école, divise les médecins et empêche toute formation d'instituts propres à établir un lien entre la science et la pratique : nous retournons au néant.

La première inscription.

D'abord, on se fait médecin, comme on se fait industriel ou marchand, parce qu'on espère se créer une belle position et acquérir de la fortune.

Combien d'élèves, avant de prendre leur première inscription, se demandent ce qu'ils vont faire? Combien de parents ont appelé sérieusement l'attention de leurs fils sur les devoirs de la profession qu'ils veulent embrasser? Pourtant, à dix-huit ans, âge des études médicales, il semble que l'on devrait au moins avoir assez de raison pour se demander pourquoi on choisit cette carrière? Il n'en est rien le plus ordinairement. Le cousin A. est médecin, il fait bien ses affaires, il protégera mon fils, j'en ferai un médecin; mon aîné est avocat, mon cadet sera prêtre, et s'il m'en vient un quatrième, il sera soldat. Voilà le raisonnement vulgaire.

Le jeune homme rêve Paris, il obéit sans peine.

Mais destiner son fils à devenir un homme constamment occupé de veiller à la santé publique, cons-

tamment appliqué à faire de la science ; le désinté-
resser, en quelque sorte , des futilités de la vie
commune, pour en faire un homme libre et indépendant, et lui marquer un but élevé et utile entre tous ;
développer ses forces et son courage pour lui apprendre à vaincre les difficultés qu'il aura à surmonter
dans le cours de sa carrière, n'est pas ce que se propose notre *familiale* ambition : notre bourgeoise société veut de l'or. Elle en gagne, mais à quel prix !

Ainsi, dès le principe nous sommes en défaut.
C'est avec si peu de réflexion et dans un but si
étranger aux devoirs inhérents à la profession, que
le plus grand nombre des élèves commencent l'étude
de la médecine, que nous verrions sans peine les Facultés exiger une autre épreuve que celle des bacca-
lauréats pour être admis à la première inscription. Il
y a une garantie à prendre, même au début ; car si
l'on étudie la médecine dans *le but de l'exercer*, il
faut que toute la science et tous les efforts de l'é-
lève convergent vers ce but.

Ces deux premiers diplômes ne prouvent rien sur
l'aptitude de l'élève à étudier la médecine ; il serait
convenable, dans l'hypothèse, de recruter les jeunes
gens qui se destinent à cette carrière, en s'assurant
s'ils ont bien réellement compris la mission qu'ils
s'imposent.

Il y aurait tout un système à établir pour cette initiation ; nous y reviendrons plus tard, car, dans notre manière d'envisager l'enseignement et la pratique de la médecine, cette imperfection disparaît. Nous allons au-devant des élèves, nous leur apportons le moyen d'expérimenter par eux - mêmes , en même temps qu'une éducation spéciale les préparera à recevoir les enseignements des Facultés.

Ils s'essaieront, en quelque sorte, sans peine et sans frais, pour se convaincre qu'ils agissent avec connaissance de leur entreprise et de leurs dispositions ou de leurs aptitudes à devenir médecins. Au moyen de villas sanitaires qui peuvent être édifiées sur un grand nombre de points, ils feront un surnumérariat, et la première inscription ne sera prise qu'à bon escient.

Mais en attendant que la science soit mise à la portée de tous, il faut faire le mieux possible : il est bon, dès aujourd'hui, de faciliter l'accès des écoles à ceux qui ont des dispositions ou des qualités spéciales pour devenir médecins, quelle que soit, d'ailleurs, leur position de fortune ou d'éducation.

Combien de jeunes gens seraient comptés au nombre des praticiens distingués, s'ils avaient pu étudier ! Combien d'autres auraient mieux fait de labourer la terre que de venir se perdre à chercher une science que leur cerveau ne peut comprendre! N'oublions pas que, dès que le bonnet de docteur est pris, on exerce quand même. N'oublions pas que souvent les débuts influent sur la vie entière, et qu'il suffit de diriger les jeunes gens dans une bonne voie pour qu'ils ne s'en écartent jamais.

Si on interrogeait les élèves avant de les admettre à l'école, si l'examen annuel roulait non-seulement sur les matières que l'élève a dû étudier dans l'année scolaire, mais aussi sur la méthode d'études qu'il a suivie, si, enfin, on exigeait de lui un rapport sur les travaux scientifiques qui font l'objet de ses études, une analyse et une critique des livres qu'il a lus, on éviterait tous les inconvénients que nous avons signalés.

Le jeune Docteur. — Débuts pratiques.

En sortant de l'école de médecine, le bachelier ès-lettres et ès-sciences qui n'a rien appliqué à l'école professionnelle, qui oublie sa première instruction pendant les cinq années qu'il passe à suivre les cours de la Faculté, se trouvera médecin, *doctor in libro*, sans avoir traité un malade, sans posséder une bonne méthode d'observation, sans avoir une idée nette de l'exercice de la médecine.

Ses débuts pratiques sont ou seront plus ou moins heureux, et pendant cinq autres années il végétera encore, oubliant toujours et apprenant de moins en moins.

Enfin, la force des choses veut que le temps d'exercer arrive; mais, après ce long apprentissage, le médecin est tout aussi neuf qu'auparavant. *Selon sa clientèle*, il se fait une théorie nouvelle, car tout son bagage scientifique vient s'échouer devant les difficultés de la pratique civile, qui est bien différente de celle des hôpitaux. Adieu Hippocrate! adieu Galien!

ils ne sont d'aucune utilité. Vive la routine et l'empirisme ! D'ailleurs, les fatigues et les occupations de chaque jour empêchent le travail théorique ; et, parti d'une donnée assez large, comme le baccalauréat-ès-sciences le prouve, le praticien arrive à savoir si peu, qu'il a besoin d'*un concours de circonstances exceptionnelles et favorables* pour se tenir au courant de la science.

La pratique nous démontre ceci avec un positivisme effrayant : sur dix ou douze médecins qui habitent loin ou en dehors des centres scientifiques, à peine peut-on compter un ou deux bons praticiens. Beaucoup d'hommes distingués abandonnent la lutte lorsqu'il leur est démontré qu'ils ne peuvent réaliser leurs espérances, et si la fortune le leur permet, ils se retirent pour étudier et vivre en paix.

En somme, la science et les instruments de travail manquent à la majorité des jeunes médecins ; et si leurs débuts, dans l'art de guérir, ne sont pas satisfaisants, rien ne nous donne la garantie qu'ils pourront rester dans le chemin de la science et de l'honneur.

Non-science dans l'exercice de la médecine.

« Beaucoup d'appelés et peu d'élus, » parce qu'on ne se met pas dans les conditions voulues pour faire des élus.

Remarquons d'abord qu'il est impossible de prendre des observations complètes, même dans les meilleures conditions actuelles, et nous ne serons pas étonnés de voir un si petit nombre de bons médecins.

En effet, ce qui se passe tous les jours sous nos yeux nous le prouvera. Un malade se présente à une consultation, le médecin l'interroge : mensonge ou vérité, il faut formuler et le malade s'en va. Après, plus rien; point d'observation, point de science.

Ce même malade va à l'hôpital; il est analysé en tous sens : on recherche avec soin ses antécédents; le diagnostic est exact, le traitement a réussi et le malade sort guéri. Mais combien dure la guérison? Comment s'achève-t-elle? Qu'est devenue la constitution de cet homme? Que va-t-il faire pour ne pas retomber dans le même mal, ou pour en éviter un autre auquel le premier le prédispose ? Lui a-t-on rendu service, ou non ? N'aurait-on pas mieux fait de le traiter autrement ? Le remède n'est-il pas pire que le mal? Toutes ces questions ne peuvent se résoudre : observations incomplètes, non-science.

Le voici revenu à son premier médecin, à qui il raconte *à peu près, à sa manière,* ce qu'il a souffert, et les nouveaux renseignements ne sont pas plus satisfaisants que les premiers. Comment conclure et formuler avec quelque certitude? Enfin, il meurt, et la terre recouvre le tout. Où est la science ?

On peut accumuler un million d'observations faites dans ce genre, et un million ne prouveront rien, ne serviront à rien.

Nous devons donc, si nous voulons faire de la science, en vue de la conservation de la santé et dans le but d'aider à la guérison des maladies, demander, *exiger* les moyens de mieux observer, afin de n'être trompés ni par les apparences, ni par les personnes qui nous servent et nous entourent, ni par notre propre ignorance.

Le médecin doit suivre la vie de son client dans ses moindres replis, s'il veut formuler avec quelque certitude.

Aucune difficulté sérieuse ne s'oppose à ce qu'il en

soit ainsi. A l'aide d'un livre de santé et de divers instituts destinés au perfectionnement du travail médical, on obtiendrait des observations aussi rigoureuses que possible. Pour faire de la science, généraliser et abstraire, il suffit d'un fait bien déterminé ; le nombre n'y fait rien.

Mille phénomènes observés à moitié ou arrangés par la statistique afin de donner une preuve, ne signifient rien en science.

On ajoute généralement des observations incomplètes à d'autres plus incomplètes encore, et c'est avec ces additions que l'on se trompe de la meilleure foi du monde.

On sait comment se fait la science, on a les moyens d'y arriver et on ne va pas jusqu'au bout. De là tant de systèmes divers et différents, tant de disputes inutiles.

Fait mal observé, question mal posée, c'est tout un : on ne peut résoudre la question ; un commencement d'observation ne prouve rien. *Age quod agis.*

Médecine préventive. — Médecine curative.

Tant que la médecine s'occupera exclusivement, *principalement*, de guérir les maladies, elle échouera. Elle peut les prévenir, les panser, mais une fois que notre corps est atteint d'une affection de quelque intensité, rarement il est permis de se flatter de sauver le malade.

La première inscription qui se lit en entrant dans l'amphithéâtre de l'école de médecine de Paris est pourtant sublime d'enseignement : Au-dessous du buste d'Ambroise Paré, on voit ces mots : « Je le pansay et Dieu le garit. »

Pensée admirable de sagesse, qui résume à elle seule l'idée qu'on doit se faire de l'art de guérir.

Aussi nous ne craignons pas de trop nous avancer en disant que, tant que l'on prétendra faire de la science appliquée à la guérison, ce sera de l'empirisme décoré du nom de science : et qu'au contraire la médecine préventive peut devenir mathématique.

On sait que l'homme, pour vivre, a besoin d'air

pur, pourquoi ne pas le *lui faire,* le lui donner? Pourquoi le laisser vicier son atmosphère, le forcer à s'empoisonner, sauf à le guérir après? C'est une étrange méthode.

A cela on nous répond que l'hygiène se pratique sur une vaste échelle, que la faute n'en est imputable ni à la science, ni à l'administration : d'accord ; mais nous ajoutons que, malgré cela, l'hygiène se trouve sur le second plan, tandis qu'elle devrait faire l'objet principal des études du médecin et de la sollicitude du gouvernement.

En effet, par l'hygiène on apprend à connaître les éléments utiles ou nuisibles à la santé; on sait en outre que, par une série de précautions hygiéniques, on modifie une constitution, qu'on augmente ou diminue à volonté la vie d'un individu. On sait encore que nous ne résistons au mal et aux remèdes que par notre bonne vie, par notre nature forte et vigoureuse : un chétif succombe quand même, un moribond ne ressent pas les effets d'un médicament.

Or, nous le demandons, n'est-ce pas à la vie générale que l'on doit s'adresser póur guérir un mal ? L'hygiène, qui est la science qui enseigne à produire, à augmenter *cette vie générale,* n'est-elle pas la clef de voûte de l'édifice ?

Ah! c'est qu'on ne se propose pas ce but : il faut

suivre la routine, saigner, purger, *piluler ;* les hu-
meurs sont en mouvement : pourquoi ?

Au lieu de tourner sur un infiniment peu ou un
infiniment petit, le médecin doit s'occuper de l'enseignement et de la pratique dans tous leurs rapports,
sans cela il lui manque un membre.

Combien se permettent de droguer sans jamais
songer à ce qu'ils font : le monde n'existe pas pour
eux.

Le médecin, comme l'abeille, doit chercher les
matériaux de sa science partout et dans tout, et en
façonner le produit à l'atelier médical. Son instruction se fait là, et c'est là qu'il faut aller écrire et
prendre ses observations. On ne peut pas puiser ses
inspirations dans les cahiers des anciens ou dans sa
tête : la vie est vivante et ne se ressemble pas ; par
conséquent la science est et doit être vivante, progressive.

Mais tant que le professeur ne réunira pas la théorie à la pratique, tant que *l'élève n'en fera pas autant,* il est évident qu'il n'y aura pas grand progrès.
Tant que le médecin praticien ne prendra pas la
peine d'aller visiter les ateliers, les familles dans leurs
travaux, dans les champs, au grand soleil, au milieu
des forges et des métiers, pour apprendre de la bou-
che même de ceux qu'il doit soigner, les causes qui

les rendent malades, il échouera. Car pour éviter l'écueil que nous signalons, il est presque indispensable d'apprendre au client la manière d'observer afin de s'en faire un aide intelligent ; il faut vérifier, enregistrer, classer les renseignements avec lui, de telle sorte que la science soit comprise par ceux à qui elle est utile.

L'insuffisance des études médicales est facile à constater : elle provient surtout de ce que, dans l'enseignement professionnel, les élèves étudient sans ordre, sans méthode, sans unité de vues. Il faut ramener la première éducation à un but commun, à l'éducation professionnelle, et celle-ci à la loi du travail, au travail général.

Nous étudions, en définitive, pour arriver à produire, à nous rendre *utiles* ; si nous n'exerçons un état, nous sommes le jouet des caprices de la fortune : rappelons-nous toujours que nous devons créer, inventer, c'est là notre vraie destinée : et que pour remplir cette destinée, il faut procéder avec méthode, faire des travaux achevés, finis. Au résumé, élèves en médecine, praticiens ou professeurs, ne peuvent se flatter d'être dans les meilleures conditions pour enseigner et exercer la médecine : il est par conséquent utile, indispensable de perfectionner l'enseignement incomplet. C'est ce qui se ferait en formant des ateliers médicaux prototypes, véritables écoles d'application et de perfectionnement où la théorie et la pratique, la fin et le commencement des études médicales seraient en présence et toujours comparés.

Ces instituts serviraient, à la fois, à l'initiation aux études et à l'exercice de la médecine, et d'école de perfectionnement au médecin praticien; ils deviendraient le moyen d'unir tout le corps médical. Les facultés de médecine formeraient alors la partie moyenne dans l'enseignement professionnel médical.

Plus loin, nous dirons ce qui compose l'atelier; maintenant, nous avons à nous occuper des livres au point de vue de l'enseignement et de la pratique.

Des livres.

Les livres, dans l'enseignement et l'exercice de la médecine, sont des aides puissants ou des adversaires terribles, dont il importe de se faire une juste idée, si l'on veut s'en servir avec fruit.

Chacun de nous lit plus ou moins bien : pourtant, en général, on lit superficiellement et sans méthode : rarement on prend la peine d'étudier un livre et de se rendre un compte exact de ce qu'il contient. Le nom de l'auteur suffit pour faire autorité.

Les livres de médecine, quoique plus scientifiques que la plupart des mille et un in-octavo répandus dans notre atmosphère littéraire, conservent néanmoins le cachet de l'époque et du pays où ils ont vu le jour, de la philosophie régnante, de l'esprit de système, de doctrine, de parti même. Nous avons nos inspirés, nos illuminés, nos ergoteurs et nos sages : la série est complète.

Les compilateurs occupent la plus large place dans la facture des livres de médecine ; lorsqu'on les lit

attentivement, on voit sans peine que, depuis Hippocrate, c'est toujours le même langage, et que, le plus
souvent, il n'y a qu'une phrase de changée : quant
aux idées nouvelles, ils n'en connaissent point. Nous
classons la plupart des compilateurs parmi les embrouilleurs d'idées, et, comme nous n'aimons pas la
compagnie des voleurs, nous passons outre.

On le sait, on ne peut faire de la science sans voir
l'objet et le sujet d'étude. Comment s'assurer du mérite d'une théorie, si on ne peut vérifier l'observation qui lui a servi de point de départ ? Science
appliquée, théorie et pratique, voilà le commencement et la fin : hors cela, nous rentrons dans la fantaisie.

Donc le livre scientifique, le livre théorique et
pratique sera le seul qui devra être considéré comme
bon, comme étant un rapport fait sur un travail
achevé, utile et connu.

Depuis que nous parlons et écrivons pour communiquer nos pensées et nos actes, nous avons suivi la
même routine ou à peu près.

Ainsi, la tradition nous impose la croyance et beaucoup s'arrêtent à la tradition : leur science est la
science des livres et des faits historiques ; d'autres
passent leur vie à discuter cette croyance : mais l'un
et l'autre peuvent soutenir leur thèse, jusqu'à la fin

des siècles, ils n'en seront pas plus avancés ; il leur est impossible de s'appuyer sur l'expérience, et leurs preuves se réduisent à une assertion.

On ne philosophe pas sur l'inconnu, car on peut controverser toujours sans conclure jamais : c'est temps perdu, discussion inutile, hallucination.

Vouloir prouver l'existence de Dieu, l'immortalité de l'âme, la présence ou l'absence du démon de Socrate, c'est causer pour ne rien dire : après les débats, les parties s'en retournent dos, à dos et c'est tout. Soutenir la thèse contraire est par conséquent aussi absurde, néanmoins chaque jour voit ces luttes se reproduire.

Une troisième classe de littérateurs discute le présent et ne conclut pas malgré l'évidence : ces écrivains ont cependant tout ce qu'il faut pour le faire, sauf le courage de leur opinion. S'imaginant ménager des intérêts précieux, ils pensent que « toute vérité n'est pas bonne à dire, » ils ont à invoquer mille motifs pour justifier leur réserve, motifs spécieux le plus souvent, quelquefois réels, car ils ont à craindre la concurrence et les représailles.

Nous ne voulons pas suivre la série, elle serait trop longue : constatons, au résumé, que la plupart des auteurs s'ingénient plus pour tourner les difficultés de la situation que pour dire la vérité.

La critique ne nous instruit pas mieux, car elle porte le même défaut de cachet scientifique. C'est, en général, un millième de critique par bout de plume; il y en a pour tous les goûts, pour tous les odorats.

Elle hache un livre, une œuvre, et ne l'analyse pas; elle discute, décompose sans recomposer; elle sépare, divise sans classer; elle classe sans sérier, elle série sans ordonner, sans formuler, sans conclure, et jamais, toujours et jamais, sans pratique, sans expérimentation, sans application, sans voir le produit et les résultats qu'il engendre. Être bizarre et simpliste, elle rend des oracles, mais ne donne pas des enseignements pratiques.

Pour critiquer avec sagesse, avec fruit, pour tous les intérêts, il faut non-seulement savoir lire, mais il faut le faire consciencieusement et de bonne foi : il faut préparer son esprit à recevoir la lecture; il doit être en état de santé.

Sous le coup des préoccupations qui ne cessent de nous agiter, quand une passion nous maîtrise, lorsque nous sommes entraînés par nos idées et que nous les prêtons à l'auteur, nous ne sommes pas en état de critiquer sainement.

Aussi la vulgarisation de la science est-elle insuffisante, imparfaite, à l'égal des autres modes d'instruction. Un médecin qui ne peut vérifier le fait qui sert de base au traitement, est obligé d'en croire l'auteur sur parole, et *le remède innové a son tour de mode comme un chapeau Paméla.*

N'avons-nous pas la purgation aristocratique et la populaire? Celle qui se vend peu, celle qui se vend beaucoup? Celle qui coûte fort cher et celle qui est bonne pour les pauvres? Assurément, nous voyons ces faits chaque jour. Quand donc la raison viendra-t-elle nous éveiller, et nous apprendre que lorsqu'il s'agit de la santé, du traitement des maladies, il faut voir, toucher les individus, et considérer les divers auteurs qui collectionnent les travaux nosologiques comme des historiens, plus ou moins fidèles, dont le but est de nous dire ce qu'ils ont vu et fait, mais non pas de nous engager à les copier, à les imiter. — Sens commun, où es-tu?

Des livres mis à la disposition des élèves, et faits par eux-mêmes.

Cessons, au moins, d'obéir à la routine, lisons nous-mêmes, exerçons cette critique préventive que d'autres appliquent si largement ; et, avant d'acheter un livre, avant de le déposer dans notre bibliothèque, sachons s'il est digne d'être choisi.

Nous n'avons pas le temps de faire des expériences ruineuses, ni le moyen d'acheter tous les livres ; il est nécessaire de mettre ceux qui existent à la portée de ceux qui savent s'en servir.

Bien des jeunes gens ont perdu leur avenir parce qu'ils n'ont pu acheter des livres ou parce qu'ils ont étudié certains auteurs sans pouvoir se procurer ceux qui les critiquaient ou les développaient. Toujours et encore les choses faites à demi.

Les bibliothèques publiques ne peuvent servir de cabinet d'études ; il faut porter les livres jusque dans l'atelier, *surtout ceux qui concernent la profession,* y faire la lecture au besoin, et provoquer les réflexions sur le travail. C'est là un moyen prompt de vulgariser les idées et de faire de bons livres. Le premier auteur qui écrira au milieu d'un atelier complet, fera un chef-d'œuvre.

Les élèves en médecine, chose bien grave, incroyable, manquent le plus souvent des ouvrages nécessaires à leurs études. Que ce soit par leur faute ou pour tout autre motif, — nous ne voulons pas le rechercher ici, car nous prévoyons l'objection, — le fait reste constant.

Les Facultés de médecine feraient bien de s'adjoindre un cabinet de lecture, où se trouveraient les journaux et les livres nouveaux ; très souvent la bibliothèque de l'école ne les possède pas ou ne peut les donner. Les salles sont, d'ailleurs, trop petites pour contenir un nombre quelque peu considérable d'étudiants, et les heures consacrées à l'étude sont mal choisies.

Si la bibliothèque est le lieu où se conservent les bons livres, les élus et les anciens, que le cabinet de lecture possède les nouveaux et les journaux.

Un étudiant ignore souvent le nom des auteurs dont il a besoin : rarement il est aidé dans cette minutieuse recherche, et c'est le catalogue du libraire ou l'affiche qui lui révèle le titre de l'ouvrage.

Mettre les journaux et les livres nouveaux à la disposition des élèves et des praticiens, c'est faire progresser les élèves avec une vitesse inaccoutumée et tenir les médecins au courant de la science. Toujours en présence de la vie scientifique, de la théorie et de la pratique, ils pourraient vérifier les faits et se rendre compte par eux-mêmes ; la lecture des anciens maîtres, pour être utile, exige une expérimentation nouvelle, qui n'appartient qu'au professeur ; car lui seul est capable de la faire.

D'ailleurs, chaque élève devrait écrire ses observations, en déduire et en formuler le résultat à la fin de ses études : l'examen de fin d'année roulerait sur ce travail. Quoi de plus simple? Les bons élèves le font, pourquoi tous ne le feraient-ils pas? Dans les écoles du gouvernement, on demande la rédaction des leçons, rien de plus facile à exiger des élèves en médecine.

Ce moyen de contrôle, qui permet une vérification incessante du travail, vaut mieux pour tout le monde, que le casernement proposé par des hommes qui ne rêvent que la prison pour les autres. En raisonnant, on s'apercevrait bien vite qu'on contracte toujours de mauvaises habitudes sous les verrous, et que pour créer des hommes libres et savants, il faut les élever dans la pratique de la liberté et de la société.

Du reste, l'élève qui fait un livre, donne la preuve,

aussi bien que la garantie la plus positive, qu'il sait observer, sérier, ordonner, faire de la science enfin. Le travail spécial des cinq années d'études se résumerait dans une thèse qui serait alors une confirmation réelle et concluante du savoir du candidat.

L'œuvre commencée se continuant pendant l'exercice de la profession, le médecin pourrait sans peine être toujours au niveau de la science, et si quelques faits nouveaux lui semblaient dignes d'occuper l'attention des corps savants, il saurait au moins les vulgariser.

Mais on nous objecte : il n'est pas donné à chacun d'écrire un livre. A cela nous répondrons brièvement : de même qu'il faut forger pour devenir forgeron, *c'est en faisant un livre qu'on apprend à le faire;* car il suffit d'être fidèle rapporteur des faits observés, de les présenter dans un ordre logique, de les discuter avec impartialité et d'en tirer les conséquences.

Tous, nous sommes diplômés pour ne l'avoir pas fait au collége. Pourquoi la rhétorique et la philosophie? A quoi bon prendre des notes qui ne serviront jamais? Temps perdu que tout cela ! Aussi, lorsqu'on a passé quelques années sur les bancs de l'école professionnelle, on est souvent fort loin de se souvenir des leçons de grammaire de l'école primaire, ou des discours hypothétiques et fantastiques du collége.

Les divisions admises dans les études peuvent varier, c'est affaire d'ordre; mais cet ordre n'existe qu'à la condition qu'il y a un lien qui unit le tout. Or, le livre est un secrétariat, un moniteur, un rapporteur; il sert à la fois à la théorie, à la pratique et à la vulgarisation : il groupe, unit et synthétise.

Il n'est pas admissible qu'on puisse écrire sagement sans savoir les choses, sans science, et réciproquement, pour faire de la science, il faut être capable d'écrire.

Puisqu'on exige le baccalauréat ès-lettres et ès-sciences, il semble tout naturel de faire la synthèse à l'école professionnelle : un peu d'aide et nous y sommes. Il est évident qu'il n'est pas nécessaire de tout publier, nul ne le fera; au contraire, pour être lu, il faudra un talent d'écrivain supérieur. La concurrence étant plus grande, on ne saurait trop s'exercer.

Si l'on veut considérer que chaque médecin doit avoir son journal, car sans cela il ne peut suivre les progrès de son art, que, pour communiquer avec le monde scientifique, avec le monde enfin, savoir écrire est un puissant moyen, nous ne devons pas craindre d'appliquer ce que nous avons appris à l'école.

La spontanéité et l'originalité des œuvres de l'étudiant n'auraient rien d'alarmant, la direction du professeur serait là pour le redresser.

Le maître puiserait, au contraire, un haut enseignement dans ce concours universel et mutuel; les erreurs mêmes des jeunes gens lui serviraient de texte, et leurs idées, toujours neuves, seraient fréquemment soumises à l'expérience.

Combien de fois l'élève serait professeur !

D'ailleurs, dans un enseignement bien entendu, c'est ainsi que l'on doit considérer les rapports entre le professeur et les élèves. Qu'est-ce qu'un professeur? Un élève, un moniteur. Élèves et professeurs sont tour à tour instructeurs et instruits, *élèves toujours*. Plus le maître se fait élève, plus les élèves deviennent professeurs, c'est-à-dire savants. N'est-ce pas ce que demandent ceux qui se chargent de l'enseignement ?

Les petits livres. — Vulgarisation de la science.

Nous avons en médecine nos petits livres, les populaires, ceux qui affirment et guérissent tout.

Nous avons nos livres pour les gens du monde, pour les enfants gâtés ; la médecine du pauvre, du riche ; la médecine domestique, la spirituelle, la corporelle, la formelle, la réelle, la magnétique, l'homœopathique, la méropathique, l'allopathique, et beaucoup d'autres qui nous échappent ou que nous ne voulons pas rappeler : véritables bourbiers où les intelligences les plus robustes peuvent se perdre. Pour le monde, les semblables et les contraires des anciens se nomment aujourd'hui homœopathie et allopathie ; voilà le progrès ! Il y a un monde de ferrailleurs, de sophistes, de batailleurs, de faiseurs de livres et de systèmes, qui semblent commandés pour embrouiller les idées et les choses.

Ces œuvres ont, pour *la santé physique et morale,*

les plus fâcheux effets. Ces petits oracles du charlatanisme sont les plus répandus, et cette production vicieuse, résultat d'une éducation plus vicieuse encore,
n'est contrebalancée par rien.

Au contraire, il n'est pas un épicier qui ne se pré-
tende autorisé par l'Académie de médecine. Nous le
demandons de bonne foi, que peut faire un pauvre
praticien au milieu de ce fouillis de préjugés, de demi-
savants et de demi-médecins? Il perd son temps à réfuter toutes les objections qu'on lui fait.

Un grand médecin passe, il a son nom qui le protége contre le déluge des questions; mais au pauvre
hère, qui laboure, on fait subir des examens toute sa
vie. Quel bonheur d'embarrasser un médecin !

Ainsi va le monde, ne croyant pas à la science, su-
bissant la routine, et lisant tous ces livres qui fati-
guent la réflexion et empêchent le vrai travail de l'entendement.

La prétendue vulgarisation de la science qu'ils se
flattent d'apporter, n'est qu'un leurre, un appât frau-
duleux. Pour lire avec fruit, il faut pouvoir *vérifier,
contrôler les faits* ; or, nous le demandons, est-il possible de lire un livre de médecine sans connaître les
premiers éléments de cet art ?

Un homme passe sa vie à faire de l'anatomie, de la
physiologie, de la clinique, à peine arrive-t-il à faire

de la science médicale; et on voudrait que celui qui n'a jamais songé à un mot de médecine fût initié à l'instant !

C'est un mensonge !

Qu'on ne se méprenne pas sur notre pensée : en proscrivant les petits livres destinés à ceux qui ne savent pas lire, à ceux qui ne sont pas compétents, nous ne voulons pas dire qu'il ne faut point vulgariser la science; mais nous pensons que ce moyen de la propager est mauvais, très mauvais, dangereux souvent. Notre intention est seulement d'avertir ceux qui lisent sans réfléchir.

La spéculation individuelle et *mercantile* dirige, plus que le véritable amour de l'humanité, la plupart des auteurs qui emploient ce mode de vulgarisation : cela n'est pas de la science.

Faites des élèves, *commencez par le commencement*, apprenez-leur ce que c'est qu'un organe, ce que c'est que la vie, en un mot, faites-leur étudier la médecine et ils pourront lire après.

Avant de savoir un état, une profession, il faut passer par l'apprentissage; nous conseillons à ceux qui veulent tirer quelques fruits de la lecture des livres de médecine, de s'imposer cette épreuve : ils s'en trouveront bien, et seront de notre avis.

On ne connaît pas plus les autres sciences, et pourtant on n'en dit rien. Un astronome est un savant, un ingénieur est un savant; mais un médecin !..... D'où vient cette partialité ? Elle vient de ce qu'on ne réfléchit pas à ce qu'on dit; elle vient de la lecture des petits livres des philosophes qui nous apprennent que la médecine n'est pas aussi avancée que les autres sciences; elle vient de ce que nous adorons l'inconnu, et repoussons ce que nous croyons connaître; elle vient, enfin, de ce que nous ne savons pas lire.

Que faire donc? Une seule chose : apprendre à lire les livres des hommes consciencieux et capables de faire de la science. Mais on a soin d'entretenir ce grossier préjugé : *les livres des savants sont incompréhensibles;* c'est un autre mensonge, nous savons ce qu'il en advient.

On ne comprime pas les idées, mais on les travestit, et c'est pour cela qu'on a imaginé les petits livres.

Un ouvrage dans lequel l'auteur, après avoir recueilli les faits, après les avoir rigoureusement étudiés et classés méthodiquement, nous montre l'idée, la cause qui a présidé à leur enchaînement et à leur accomplissement, qui ne dit pas : croyez-m'en; mais qui, au contraire, donne les moyens de vérifier ses recherches, est facile à comprendre et à lire. Il n'est, à vrai dire, qu'un rapporteur.

Mais notre cerveau est un propriétaire entêté. « Un tiens vaut mieux que deux tu l'auras. » Attraper un millième de science sans peine, nous semble meilleur que de travailler pour l'acquérir légitimement. Pourtant, tout ce qui est mal acquis ne reste pas, et n'ayant coûté aucun travail, cette prétendue science ne profite jamais ; *venue avec la mémoire, elle s'envole en fumée.*

Si la médecine est plus difficile à étudier, c'est qu'elle embrasse un champ plus vaste ; car, pour bien écrire, il n'y a qu'une méthode. Par conséquent, il est toujours facile de voir si l'auteur raisonne juste ; mais il faut, en outre, s'assurer si les déductions sont logiquement tirées de *faits bien démontrés.*

Enfin, les livres les plus complets, ceux qui réunissent le plus de qualités, sont-ils exempts de défauts ? Non, assurément. Un homme ne peut voir tout, observer tout, et, faute d'observations complètes, on produit un travail inachevé ; on se trompe de bonne foi et on trompe les autres.

Nous avons remarqué, par exemple, que beaucoup de professeurs faisaient prendre leurs observations par un élève favori, et, sans s'inquiéter plus, composaient un ouvrage avec ces données. Cependant, pour observer convenablement, il faut savoir beaucoup et ne pas prendre l'ombre pour la proie, la forme ou l'apparence pour la réalité, l'analogie pour l'identité.

Ce travail, qui est le plus important, selon nous, ne doit être confié à personne : un auteur doit *faire sa science lui-même;* or, l'observation étant la pierre angulaire de l'édifice, rien ne peut l'excuser de s'en rapporter aux autres.

Aussi voyons - nous publications sur publications, livres sur livres; on ne cesse d'en produire pour compléter et refondre les anciens. Nous ne nous sentirions pas le besoin d'écrire, s'il ne fallait revenir sur des faits mal observés ; si les méthodes étaient plus rigoureuses et l'esprit moins systématique, nous n'aurions pas à refondre sans cesse nos œuvres scientifiques.

Trop souvent la doctrine préconçue enchaîne l'esprit des observateurs, et quand celle-ci est lancée, il faut que le fait vienne se plier à la théorie.

Une théorie doit se déduire des faits observés et se faire en même temps que le travail d'observation; car si l'observation est *incomplète, il n'y a pas lieu à formuler une théorie.*

Veut-on systématiser, c'est sur-le-champ, séance tenante, en groupant les faits et les phénomènes qui s'engendrent réciproquement, afin de saisir l'indication : c'est de la pratique.

Pour avoir un bon livre, il faut l'étudier au milieu

avec le concours des personnes à qui il est destiné ; parler le langage de ses lecteurs, ou leur expliquer le sien préalablement, s'il en est besoin.

Au résumé, pour avoir un bon livre, il faut le faire soi-même et, sans parti pris, ne relater que ce que l'expérience a mûrement consacré. Pour juger les travaux des écrivains, il faut se placer dans les conditions qui leur étaient faites et refaire, en quelque sorte, leur travail.

EXERCICE DE LA MÉDECINE.

Des hôpitaux.

> « L'assistance publique a vu croître ses
> « charges dans une proportion effrayante. »
> *(Budget municipal de la ville de Paris).*
> — Rapport de M. le Préfet de la Seine
> pour 1857.

Les hôpitaux répandus sur toute la terre civilisée forment un monde immense, où se meut, vit et meurt une portion notable de nos frères, de nos amis, sans que le mouvement social semble en être troublé; monde passif, à part, où les malades sont admis, sans que les valides y reçoivent aucun secours, aucun conseil ; monde, par conséquent, opposé, contradictoire au nôtre, qui est en santé et se meut de lui-même.

L'hôpital est la maison commune des malades pauvres. Pour toutes les personnes qui, par leur position, ne peuvent se procurer les soins intelligents et assidus de la médecine, à leur domicile ou dans une maison de santé, l'hôpital devient le lieu de refuge nécessaire.

Au point de vue de l'enseignement et de l'exercice de la médecine, ou de la conservation de la santé publique, on peut le considérer comme l'école pratique de la thérapeutique humaine, comme le pivot de l'école professionnelle médicale actuelle. C'est le berceau qui couve les jeunes médecins, car à la clinique, où le professeur réunit la théorie et la pratique, se forment les élèves et les grands maîtres.

Réalisation principale de l'idée qui a guidé les philanthropes dans l'administration des secours médicaux aux indigents, cette institution représente un passé économique et une organisation du service sanitaire qui n'est plus en harmonie avec nos aspirations, avec nos besoins.

Aussi la charité privée ne les dote plus, et la charité publique trouve-t-elle la charge lourde, trop lourde. Il faut aviser !

Utilité des hôpitaux.

Nous n'avons pas à raconter ici la vie générale des hôpitaux ; il nous suffit de les étudier seulement sous le rapport de leur utilité dans l'exercice de la médecine, en nous plaçant au point de vue de la santé. Pour résumer l'histoire des réformes que le temps et l'expérience ont apportées dans l'édification des hôpitaux, pour faire connaître l'insuffisance de ces améliorations partielles, et, par suite, le peu d'utilité de ces établissements, considérés comme moyen de protection de la santé générale, nous n'aurons qu'à rappeler quelques faits qui ont marqué dans les annales de la charité et de la bienfaisance.

Si nous nous plaçons au point de vue de la conservation et de l'amélioration de la santé générale, et non de celui d'un groupe de citoyens ; si nous observons en même temps que nos rapports se règlent par la loi du travail, que les idées, les usages, les mœurs

et les institutions se déduisent de l'économie générale, nous reconnaîtrons sans peine que l'idée qui a
donné la vie aux hôpitaux est d'une autre époque :
en effet, elle appartient à un monde où il y avait des
esclaves et des patriciens ; par conséquent, nous ne
pouvons la regarder comme essentielle à notre état
social. D'ailleurs, l'expérience ne prouve-t-elle pas
que toutes les institutions qui en découlent sont anor-
males, négatives, contradictoires, subversives de
l'ordre économique et sanitaire ?

Nous ne voulons, pour preuve de notre assertion,
que constater les nombreux essais de réformes que la
charité publique ne cesse de préconiser, et qui tom-
bent dans l'oubli et l'impuissance, ou les améliorations urgentes apportées chaque jour dans le service
des hôpitaux, par les soins de l'administration des secours publics.

Une institution que les dévouements les plus éprou-
vés ne peuvent sauver, un organisme qu'il faut modifier encore et toujours, n'a-t-il pas quelque ver ron-
geur ? L'urgence des secours n'est-elle pas signe
d'imprévoyance et preuve d'infériorité dans les
moyens ? Assurément.

Aussi, le temps nous semble venu, et croyons-nous
le moment opportun pour quitter enfin la route suivie : il n'y a plus lieu à multiplier ou à réformer les

institutions sanitaires qui dérivent des idées de charité, d'économie charitable ou de bienfaisance. Puisque ni notre dévouement ni notre bourse ne suffisent pour entretenir les hôpitaux et protéger efficacement les malades qui y sont admis, il est d'utilité publique de créer de nouveaux établissements destinés à servir plus complétement la santé générale.

Le sentiment public est unanime pour reconnaître les imperfections de ces établissements, et pourtant nous ne voyons surgir aucune institution tendant à les remplacer; mais, étrange contradiction, on n'y voit que le côté utile, lorsqu'il s'agit de les améliorer. Les réformateurs espèrent, malgré l'expérience, faire mieux ; et ils tournent dans un cercle vicieux, sans avoir l'énergie de le briser.

Telle est l'imperfection de notre esprit : façonné à l'humilité, à la simplicité, il n'ose regarder au fond des choses. On ne veut pas réfléchir, tant on craint d'avoir une idée à soi : croire à ce qui semble beau, penser faire le bien, satisfait notre conscience. Mais une minute de réflexion nous servirait infiniment mieux que mille ans d'obéissance passive à la routine; car si on se demandait pourquoi et comment on agit, on s'épargnerait bien des déceptions. Nous n'aurions pas, autres Protées, à réformer sans cesse, et toujours incomplétement !

En portant nos investigations sur les principes générateurs, sur l'enchaînement des faits et en observant leurs rapports, nous arriverions enfin à prévenir
le mal, au lieu de l'attendre.

Quelles difficultés avons-nous à vaincre? des préjugés, de fâcheuses habitudes, une mauvaise économie. Pour changer la tendance anormale que nous
signalons, il suffirait, sans doute, de fixer l'attention
publique sur les choses de la santé, et, bientôt, des
institutions véritablement protectrices de la vie humaine s'élèveraient à côté des anciennes? Mais voyons
comment les principales réformes des hôpitaux se
sont opérées, ensuite nous conclurons.

Des réformes principales introduites dans les hôpitaux.

Lorsque, poussée par la généreuse pensée de soulager des malheureux qui gisaient étendus sur la place publique, la Romaine Fabiola, en l'an 380, les fit transporter à la campagne ; lorsqu'elle les fit placer dans un lieu salubre, et donna les moyens de les soigner convenablement, dans des maisons destinées à cette fin, la riche patricienne commençait, à son insu sans doute, une réforme immense dans la manière de secourir les malades pauvres, qui, jusqu'alors, avaient été traités comme de vils esclaves. Elle adoucissait ainsi la misère des plus malheureux, et préservait les valides du contact immédiat des impurs, devenus incommodes pour tous. C'était bien.

Mais, par excès de zèle ou par calcul, on généralisa cette pensée utile pour le cas présent seulement, et, peu de temps après, les établissements de ce genre se multiplièrent à l'infini.

Au moyen âge, chaque église eut son hôpital ; nous

avons joui des léproseries amenées par les croisades et leurs misères.

Dès les onzième et douzième siècles, il n'y avait pas, en France et en Italie, un bourg qui n'eût son hôpital de lépreux. Le diacre Pâris raconte qu'on en compta jusqu'à dix-neuf mille en Europe.

Louis IX agrandit l'Hôtel-Dieu de Paris, ouvrit la maison des Quinze-Vingts, pour trois cents de ses soldats devenus aveugles en Palestine; il fonda, en outre, des hôpitaux à Pontoise, à Verneuil et à Compiègne.

Enfin, Louis XI, surnommé le *Prudent,* permit de faire une grande quantité d'hôpitaux, qui, cent cinquante ans plus tard, sous l'influence de saint Vincent de Paul, étaient desservis par les sœurs de charité, et en voie de se constituer comme nous les voyons de nos jours.

A cette époque, les malfaiteurs, les malades, les vagabonds, étaient confondus pêle-mêle : le même lit était commun à trois ou quatre de ces misérables.

Il a fallu le dix-huitième siècle, la révolution de 1789, pour qu'il y eût quelques améliorations sensibles apportées au régime intérieur de ces établissements.

Saint Vincent de Paul avait son dévouement, et les bonnes sœurs le servaient avec zèle; mais les malades restaient entassés et confondus.

L'administration des princes et des grands seigneurs n'avait rien changé au régime insalubre des hôpitaux : celle des révolutionnaires donna un lit à chaque malade. C'était peu, sans doute; mais quelle amélioration, si l'on réfléchit un instant aux inconvénients qu'il y a de confiner trois ou quatre malheureux dans un même trou, et dans quelle impuissance se trouve le médecin qui essaie de guérir un malade dans de pareilles conditions !

Tenon, en France, travaille trente ans « à colliger « les documents nécessaires à porter la lumière dans « l'atmosphère humide, chaude, infecte des hôpi- « taux, qui se répandait avec une telle insistance, « qu'en la traversant, on la voyait se fondre et recu- « ler de l'un et l'autre côté. » (Tenon, *Mémoire sur les Hôpitaux,* page 29.)

Patient pionnier, il eut le rare bonneur de voir ses efforts couronnés de succès. Grâce à sa position d'académicien, grâce au concours bienveillant que lui prêtèrent un grand nombre d'hommes distingués, il obtint un lit pour chaque malade.

Howard préparait la même réforme en Angleterre. Ses visites dans les prisons et les hôpitaux de l'Europe lui permirent de flétrir énergiquement l'état général de ces établissements prétendus sanitaires, et son dévouement et son autorité en cette matière

triomphèrent des obstacles qu'on disait alors insur-
montables.

« Nulle part, » dit Tenon, délégué, avec son col-
lègue Coulomb, près de la Société royale de Londres,
« l'on n'avait encore fait, en faveur du pauvre ma-
« lade, d'entreprise aussi considérable que celle que
« le roi et la nation allaient exécuter : elle s'étend
« sur l'humanité souffrante, qui, en *tous lieux*, doit
« en ressentir les heureux effets. Seule elle suffirait,
« par la plénitude de bien qu'elle embrasse, pour il-
« lustrer un règne et pour honorer le peuple qui se
« livre avec tant de générosité à de si hauts projets
« de bienfaisance et à de si grands sacrifices.

« Devant en partager les avantages avec les autres
« peuples, ne devions-nous pas les associer au désir
« ardent de satisfaire aux besoins du pauvre? Il se
« fit, en conséquence, comme une association de
« bienfaisance et de lumières entre l'Académie des
« Sciences de Paris et la Société royale de Londres,
« entre la nation française et la nation anglaise. »

L'œuvre des Tenon et des Howard s'est continuée.
La révolution avait imprimé son mouvement à tous
les rouages sociaux, et de nombreux continuateurs
sont venus ajouter leur travail à celui de ces deux in-
fatigables, qui ont résumé la situation des hôpitaux
en 1789.

Enfin, grâce à cette logique des faits qui devient force majeure et commande à défaut de science, l'hôpital s'est perfectionné à tel point, que ce n'est plus un chenil comme le dit l'histoire, mais un monument qui, vu de loin, ressemble à un palais.

De cette situation nouvelle, comme Tenon et Howard, nous ne pouvons conclure à une réforme ; au contraire, nous laisserons les hôpitaux en paix.

Pour les besoins de 1789, il suffisait de donner un lit à chaque malade pour regarder la chose comme une « entreprise considérable et sans égale ; » nous pourrions bien, nous, qui sommes peut-être moins vaillants que nos pères, mais plus riches et mieux instruits de nos besoins, abandonner nos hospices incommodes, et nous donner les moyens de soigner, même nos pauvres, dans de meilleures conditions.

Cette idée primitive, simpliste, sortie du cerveau de la riche patricienne, déjà connue des Orientaux, est restée *pure, intacte,* malgré son grand âge. Aujourd'hui, comme il y a quinze cents ans, nous portons nos malades indigents à l'hôpital ; mais, moins sages que la noble Romaine, qui du moins les faisait soigner à la campagne, nous les accumulons dans les villes : nous ne pouvons ni satisfaire ceux que nous soulageons, ni nous satisfaire nous-mêmes.

Il faut le reconnaître, la bienfaisance est largement

conçue parmi nous : la pratique en est formulée, co-
difiée, légalisée, l'aumône est reconnue chose d'utilité
publique. Nous sommes si confiants, si généreux, que
c'est à peine si l'augmentation rapide du nombre des
personnes qui réclament des secours, nous engage à
réfléchir aux inconvénients qui peuvent résulter de
cette manière de conjurer le mal. On va !

Mais s'il est vrai que la misère ne peut engendrer
que la misère; s'il est vrai que toute institution, tout
organisme qui ne porte pas son principe créateur et
conservateur, sa vie en soi, est destiné au paupérisme
et au parasitisme perpétuels, nous devons prévoir
qu'il est dangereux de multiplier les hôpitaux. Car,
pour guérir Pierre, nous prenons dans la bourse de
Paul, et, en soulageant un malheureux, nous laissons
les autres sous l'influence délétère produite par l'accumulation des malades.

Ne faut-il pas nous demander enfin, si, au lieu de
recueillir les infirmes sur la place, il ne serait pas
plus sage de les empêcher de devenir malheureux ;
s'il ne serait pas plus facile, par des moyens nouveaux, de prévenir le mal lui-même et de diminuer,
par conséquent, le budget de l'aumône et de l'hôpital ?

En effet, il serait utile de diriger nos efforts vers
le développement de la vie générale, génératrice de

toutes les autres. Ce mode de prévenir les maladies, de résister aux influences mauvaises, de se guérir enfin, est, de tous les moyens que l'art, la science et l'expérience peuvent mettre à notre disposition, le plus puissant, le plus efficace.

La santé publique, avons-nous dit, la force générale, étant l'objet constant de nos méditations, nous aurons mis la maladie au second rang, et ce qui restera des hôpitaux ne sera plus dangereux.

Le chenil, devenu léproserie, celle-ci transformée en hôpital, l'hôpital perfectionné et reconnu chose d'utilité publique, ont été et sont le produit de la même idée.

Ces divers établissements, organes de la même fonction, ont parcouru la série entière de leur développement et des améliorations qui leur sont raisonnablement applicables ; au contraire, le grand nombre des hôpitaux, et surtout leur masse, leur *groupement* mal compris deviennent une source d'épidémies, et tarissent le budget des recettes, sans jamais rendre les services qu'on en attendait.

Il n'y a donc qu'une réforme possible pour améliorer les hôpitaux, c'est d'en diminuer la masse et de ne pas agglomérer les malades sur un même point.

L'administration peut bien se procurer les moyens

de transporter les malades à la campagne, surtout dans les temps d'épidémies.

Il faut enfin laisser s'éteindre les hospices, et les remplacer successivement par des maisons de santé où les conditions hygiéniques seront mieux appropriées aux divers états des maladies, où le malade, quoique pauvre, sera environné des meilleurs éléments pour se guérir ou conserver sa santé.

Dès que l'hôpital est reconnu chose d'utilité publique, il faut qu'il devienne le lieu que nous pouvons choisir comme le plus favorable à notre guérison ; sans cela, l'hôpital est un meuble utile à l'un et nuisible à l'autre.

En 1848, comme à l'époque de la première révolution, il y eut une tendance nouvelle imprimée aux idées et aux esprits : de toutes parts surgissaient des projets d'amélioration et de réforme. Le palais des Tuileries fut un instant transformé en hôpital : l'inscription sublime : *Invalides du travail*, tracée sur le palais des rois, résumait la pensée de l'époque. L'enseignement était complet pour tout homme qui réfléchit sagement. Cette inscription nous disait : « Donnez des palais aux infirmes, créez, pour soigner les malades, des maisons sanitaires où toutes les conditions de bien-être que l'art, la science et l'hygiène réclament seront réunies : nous choisissons la demeure des rois pour soigner nos invalides : nous n'attendons pas pour réparer le mal. »

Au milieu de l'agitation qui régnait alors, on ne pouvait assurément réaliser une pensée aussi élevée, et le palais des Tuileries, destiné à être l'habitation du chef de l'État, n'offrait pas les conditions d'aménagement que réclament les soins à donner aux malades : cette appropriation nouvelle ne devait naturellement qu'être de courte durée. Mais aujourd'hui rien ne s'oppose à la réalisation du décret populaire ; il nous semblerait beau de voir s'élever des édifices qui consacrent cette belle pensée.

A la même époque, la direction des hôpitaux fut confiée à des citoyens dévoués au bien public, choisis et appuyés par le gouvernement provisoire : ils ne purent néanmoins opérer les réformes qu'ils avaient exposées dans divers écrits : Pourquoi cela ?

La raison en est facile à saisir : Comme simples citoyens et critiques des institutions charitables, ils voyaient le budget des hospices aller en augmentant, et le mal ne pas diminuer ; ils voyaient des sommes gaspillées en travaux infructueux et des infortunes non soulagées ; les hôpitaux étaient mal administrés, insuffisants ; ils faisaient appel à la charité publique.

Un rapport, présenté par M. de Melun, portait à 115 millions le budget de la bienfaisance ; il constatait en même temps que ce chiffre ne pouvait couvrir les dépenses.

Tous les témoins d'un tel état de choses voulaient, dans un élan de fraternité, remédier au mal et le conjurer ; mais hélas ! la logique des faits était là : après un mûr examen, ils ne trouvèrent rien à changer dans l'administration ; elle était aussi bonne que possible ; et comme ils partaient d'une idée négative, les applications furent négatives.

C'est une erreur économique ajoutée à une erreur philanthropique, que de vouloir réformer les hôpitaux. Nous ne parlons pas de quelques améliorations partielles qu'on peut obtenir en cherchant à restreindre certaines dépenses, nous avons en vue la machine entière.

L'hôpital porte en soi un germe de destruction, sans posséder celui de revivification ; il n'a qu'une vie négative servie par une économie négative.

Soigner les malades sans songer aux voisins, aux valides, c'est tourner dans un cercle vicieux : améliorer les hôpitaux, c'est développer une exception, un cas de force majeure, et perpétuer une institution qui, dans une société en tendance de s'organiser normalement, doit diminuer et disparaître. Nos hôpitaux nous rappellent une misère, un désastre !

La direction nouvelle est restée impuissante; honorable victime, elle a roulé dans le cercle quand il fallait créer un autre organisme et laisser la vieille idée avec la vieille machine qu'elle a engendrée.

Nous ne sommes point absolu dans notre critique : nous savons la part que l'on doit faire aux temps, aux difficultés du moment, aux circonstances, à l'ignorance même ; nous savons que le besoin de parer à un désastre oblige, et que l'urgence fait qu'on développe involontairement un mal que les siècles accumulés nous ont légué. Car, après les grandes catastrophes, après les grandes guerres, nous voyons partout les hôpitaux s'élever, et, quoiqu'il nous semble plus sage d'éviter la guerre, nous sommes obligés d'accepter une compensation : il y a force majeure pour nous.

Mais si nous savons subir la force des choses, si nous savons faire la guerre et supporter ses douleurs, nous aimons que le travail de la paix en prévienne le retour et serve au bien général.

On peut objecter : que d'une part on soigne l'invalide, et que de l'autre on développe la vie de tous ; qu'il fallait bien loger le pauvre, car, sans cette haute prévoyance, il n'y a pas de société possible, et que nous-même serions le premier à nous étonner d'un pareil oubli ; qu'il est enfin logique et sage de doter largement les hôpitaux.

Tel est, en effet, l'argument le plus favorable qu'on puisse nous opposer pour montrer l'utilité relative des établissements de bienfaisance, argument que nous ne réfuterons pas, puisque nous avons expliqué qu'il était souvent impossible de faire mieux ; et comme notre but n'est pas de changer ce qui est fait pour cette partie du service médical, mais bien de démontrer que le défaut organique des hôpitaux est tel qu'il est incurable, nous demanderons à notre tour, pourquoi est-ce le pauvre et non le riche qui va à l'hôpital? pourquoi le pauvre lui-même n'y va-t-il qu'à la dernière extrémité, alors qu'il a épuisé sa dernière ressource ? pourquoi n'aimons-nous pas que nos femmes, nos enfants, nous soient enlevés pour l'hôpital ? pourquoi ceux qui le regardent comme une si heureuse organisation, qui le vernissent ou le polissent pour le conserver, ne choisissent-ils pas ce lieu d'amour et de prédilection pour se faire soigner, quand le mal les saisit ? Les médecins des hôpitaux sont généralement les *plus habiles,* rien ne devrait les arrêter, et pourtant nous ne voyons que le pauvre à l'hôpital ! Une machine dont personne n'aime à se servir est une machine jugée, au point de vue de son utilité : il n'y a qu'à l'abandonner.

Insuffisance des hôpitaux. — Tiers-État médical.

Nous n'insisterons pas davantage sur ces questions; elles sont résolues pour tout homme de bonne foi qui veut réfléchir ; mais nous tenons à constater, nous centième, que ni l'idée, ni l'application, ni la charité, dont on se vante, ni l'économie, ni les résultats obtenus ne sont satisfaisants dans l'institution des hôpitaux, et qu'on manque le but qu'on s'était proposé, à savoir : la conservation de la santé ; qu'il y va du bonheur d'une grande partie de la population des villes, et qu'il devient dangereux de les développer davantage.

Dans le siècle des lumières, ne saurait-on démontrer qu'il est préférable de recourir à des moyens de conserver la santé plus en rapport avec nos besoins, et qu'il y a injustice à laisser passer le mal, lorsqu'on peut l'arrêter !

Ce siècle des lumières serait maudit, s'il ne devenait le siècle de la réparation, s'il n'adoucissait les malheurs que nous ont préparés les fautes de nos pères, et s'il n'était à la fois siècle de lumière et de justice !

Si les hôpitaux sont insuffisants, insalubres ; s'ils ne sont pas le meilleur mode de préserver la santé générale, quoiqu'ils puissent rendre d'éminents services ; si, enfin, l'économie qu'on invoque n'existe pas, il importe à la sécurité de tous de diminuer les frais que la communauté ou le travail paient à l'hôpital, et de ne plus nous séparer en pauvres malades et en riches malades ; ayons, s'il est possible, l'égalité devant la souffrance comme devant la loi.

Quoi de plus facile à obtenir : constituons *un tiers-état médical*, donnons-lui des instruments, et en nous appuyant sur la classe moyenne, sur celle qui n'est ni riche ni indigente, mais assez aisée pour économiser pour les jours de maladie, assez intelligente pour comprendre l'utilité absolue de jouir d'une bonne santé, — la santé est un instrument de travail et de bonheur, — et nous créerons facilement de nouveaux instituts.

Au lieu de voir dans l'hôpital une maison où l'on est soigné à bon marché, on doit, puisqu'il s'agit de la santé, se demander si c'est le lieu le plus convenable pour se guérir ? Oui, pour l'un ; non pour l'autre. La question se résout d'elle-même, pour peu qu'on observe ce qui se passe dans ces établissements, et qu'on le compare aux soins que reçoit une personne qui peut, par sa position de fortune, se procurer le même médecin, en se plaçant dans le milieu le plus favorable à son rétablissement.

La pratique médicale des hôpitaux est certainement aussi savante que possible. Personne n'ignore combien les médecins qui y sont attachés travaillent et se sacrifient pour soulager leurs malades; mais en vain l'artiste a du talent, il faut un instrument convenable pour obtenir tous les résultats qu'on est en droit d'attendre.

Depuis longtemps les honorables praticiens ont signalé les vices inhérents à cette institution ; depuis longtemps on enregistre les pleurs et les regrets de ceux qui peuplent les hospices; mais le défaut d'initiative, de persévérance, nous devrions dire l'imprévoyance générale, fait qu'on ne songe pas au lendemain, et que, enfants gâtés que nous croyons être, nous comptons toujours sur une providence qui viendra nous secourir à temps, et nous restons dans le *statu quo*.

L'erreur est si grande, que chacun peut la voir et en peser les conséquences. Elle est telle, que l'administration des secours a dû, pour les plus pauvres, pour ceux qui ont un besoin absolu de secours, créer les bureaux de bienfaisance et les dispensaires, afin de porter les secours à domicile, qu'elle regarde, à juste titre, comme les plus efficaces dans certaines maladies.

Tous les jours on cherche les moyens d'étendre ou d'améliorer ces secours ; mais combien est grand le nombre de ceux qui ne sont pas, ne peuvent ou ne veulent pas être compris dans le cadre des indigents, pour recevoir les mêmes soins de la médecine !

C'est la masse du peuple, c'est la majorité des petites familles qui travaillent et se suffisent à elles-mêmes dans les jours prospères, sans pouvoir économiser pour les jours de maladie.

A côté du bureau de bienfaisance, on a voulu, pour remédier au mal que nous signalons, généraliser l'institution des sociétés dites philanthropiques, ou de secours mutuels : en ce moment elles florissent et se développent. L'occasion est favorable pour vérifier ce que nous en dirons.

Rien n'y fera, la route est impraticable !

MÉDECINE A DOMICILE.

Critique générale.

La médecine à domicile s'exerce d'une façon si incohérente, le corps médical s'occupe si peu d'y porter remède, l'insouciance générale pour tout ce qui concerne la santé est si grande, que nous hésitons à raconter ce que chacun peut observer comme nous.

Il semble qu'on néglige de sonder le mal, tant il est facile à constater; dans la crainte d'y regarder de trop près, on laisse passer les méfaits de la pratique de la médecine à domicile, dans un petit coin, à huis-clos. Chacun murmure pour son propre compte, et personne ne prend l'initiative de la critique et de la constitution du service le plus important. Ici, tout est à améliorer ; car, à l'exception des personnes riches et instruites qui savent et peuvent se procurer un médecin de leur choix, toute la masse, ou à peu près, flotte indécise, au gré des saisons, des vents et du caprice, pour ce qui concerne les soins médicaux.

Ni indigente, ni riche, cette masse laborieuse, qui forme le gros d'un pays, a besoin d'une protection sanitaire efficace. La santé publique exige aussi que les mesures hygiéniques se répandent sur elle avec plus d'opportunité ; le service clinique à domicile doit être mieux fait, car il y va de la conservation et de la régénération de l'espèce humaine.

Dans les villes, quelques familles ont un médecin, ou pensent en avoir un ; mais, dans les campagnes, il faut que la fosse s'entr'ouvre pour qu'on appelle un docteur ; puis, tout manque pour donner des soins convenables aux personnes qui se trouvent dans cette position.

Généralement, on est fort peu prévoyant ; cependant chacun sait que c'est le contraire qui est nécessaire, si l'on veut que le médecin arrive à temps. Il n'est pas donné, même aux personnes les plus exercées, de savoir si une indisposition n'est pas le signe d'une maladie plus grave. Si le péril ne semble imminent, on reste inactif, et le vulgaire « il est trop tard » termine invariablement la comédie.

Si les épidémies nous surprennent et frappent les constitutions débiles, si la médecine est impuissante, doit-on s'en étonner ? Où la vie manque, il est impossible de la ranimer; tous les moyens échouent. Une hygiène bien entendue aurait conjuré le mal, en donnant aux chétifs une vie solide. Ce n'est ni par une quarantaine, ni par le jeûne qu'on préserve le mieux les populations; mais c'est en augmentant la résistance individuelle; en préparant l'organisme à recevoir, à rendre ou à rejeter les choses insalubres ; en façonnant une atmosphère dans laquelle l'individu peut s'isoler à volonté, pour se soustraire à l'influence générale.

Mais revenons à notre critique, plus tard nous parlerons de la doctrine. Il faut aller au plus pressé, le mal nous tient depuis longtemps ; déjà il semble incurable.

Pour connaître un médecin à qui on puisse accorder toute sa confiance, il faut l'avoir vu à l'œuvre ; autrement, si une bonne chance ou un renseignement sincère ne vient en aide, on est exposé à choisir une main peu exercée. De part et d'autre le savoir-faire remplace le savoir.

Le médecin, fort souvent, n'est pas plus satisfait que le client : obligé de tout voir, de tout manœuvrer, il arrive à se fatiguer jusqu'à l'épuisement ; et quand bien même il aurait toutes les vertus, estime et amitié pour celui à qui il donne ses soins, il ne peut faire plus, il reste impuissant. Qu'est-ce donc lorsque le client ne lui agrée pas ? Avec un tel ordre de choses, la protection est insuffisante et les soins peu efficaces.

La question d'honoraires vient ensuite. Le médecin qui n'est pas *assuré* contre le non-paiement doit nécessairement mettre un prix plus élevé à ses services. En moyenne, le praticien ne reçoit que le prix d'une visite sur trois : il doit donc établir son budget en conséquence, s'il veut continuer l'exercice de ses fonctions.

Le chiffre des honoraires ne pouvant être réglé d'avance, les circonstances étant défavorables et pressantes, il peut y avoir une lourde charge pour le malade sans que le médecin en profite : les frais absorbent tout.

Un autre motif qui fait augmenter le taux des visites, c'est l'avance que le praticien est obligé de faire, non-seulement pour ses études, mais surtout pour se procurer les instruments nécessaires à l'exercice de sa profession. Puis les rentrées sont pénibles ; car, pour le *bon public*, le médecin est toujours riche, il peut attendre, il sera payé le dernier. Avec un service bien ordonné, toutes ces difficultés disparaîtraient.

Il faut ensuite des livres, des journaux, il faut chevaux et voitures, toutes choses qui ne sont point de luxe, comme on est porté à le croire vulgairement, mais au contraire indispensables à celui qui veut faire bien et exactement.

Or, nous le demandons, combien y a-t-il de médecins qui peuvent se procurer les moyens d'exercer même empiriquement ? Pas un ; aujourd'hui c'est chose impossible. Nos professeurs, les chefs de clinique, nos maîtres, ceux qui habitent les grands centres scientifiques, qui passent leur vie à chercher et à réunir les instruments de science, ceux enfin qui nous ont élevés et qui sont encore à la tête de la phalange médicale, possèdent à peine ce qui est indispensable à l'enseignement et à la pratique dans les hôpitaux : pour l'exercice à domicile, ils ne sont pas plus favorisés que les autres.

Pourtant la famille est là, il ne faut pas la perdre ; car, lorsque tout se meurt autour de nous, à l'époque des grandes dissolutions sociales, il est essentiel qu'elle se renouvelle : elle devient notre seule branche de salut.

Pour conserver la famille du charpentier, alors qu'elle était menacée par un monstre, alors qu'un monde ancien s'écroulait et qu'un nouveau se créait, sous l'influence d'une idée nouvelle, Dieu envoya un ange à Marie, et, sous la protection de Joseph, les premiers *proscrits chrétiens* s'enfuirent, afin d'éviter la mort qui menaçait le Jésus, c'est-à-dire le *lien de la famille*, ce qui la *constitue dans son essence*, et l'enfant que la Providence divine avait sauvé du massacre des innocents, devint le sauveur de ses frères, le *Sauveur du monde*.

Ne saurions-nous comprendre l'enseignement? ne saurions-nous faire comme il est écrit, et envoyer à la famille, à celle qui aime et protége ses enfants, ce dont elle a besoin pour éviter la maladie et conserver la santé *des Jésus?*

Mais prenons garde d'y toucher maladroitement, la couvée s'en ressentirait; la fauvette, la douce fauvette, abandonne son nid lorsqu'une main imprudente ou inexpérimentée a contaminé ses œufs; l'instinct lui dit que ses petits ne seraient pas sans tache, et elle renonce à les faire éclore. Mise en cage, elle les brise et ne les couve plus; pour qu'elle continue son œuvre, elle veut la liberté et son bois touffu hérissé d'épines, rempart naturel qui protége ses amours.

Imitons la fauvette, sauvons la famille par l'amour, l'hygiène le veut ainsi, et nous aurons de beaux fils; n'attendons pas que le froid ou la peste saisissent les petits, car ils seraient rabougris et chétifs.

Nous assistons, béats et muets, au plus grand fait de dissolution qui se soit jamais vu : les végétaux, les animaux, les hommes, sont tour à tour frappés par une peste incurable; notre sol tremble, et l'air qui nous nourrit est altéré ; nos constitutions s'étiolent ; nos paysans se laissent mourir par avarice ou ne se soignent pas par économie; et tandis que les plus robustes vont se faire tuer sur les champs de bataille, les infirmes et les orphelins encombrent la voie.

Les bras manquent à l'agriculture, le blé au grenier; le paupérisme s'accroît dans des proportions effrayantes.

Le mariage devient un trafic, la misère chasse l'amour, la prostitution se nomme effrontément liberté, le demi-monde s'engraisse et la jeune vierge pâlit sur son métier ; où trouverons-nous les moyens de sauver la famille ? Il en est temps, il faut arrêter le flot qui monte, ou la stérilité nous enlace de toutes parts. Si nous sommes condamnés à végéter, songeons au moins à nos enfants ; aimons-les assez pour ne pas leur donner la vie sans la santé. Les enfants de l'amour seuls sont beaux ; s'il s'en va, nous n'avons plus qu'à formuler un nouveau code du mariage pour nous conserver encore quelque temps, ou à périr comme choses désormais inutiles.

Ce serait trop nous éloigner du sujet qui nous occupe, que d'énumérer l'ensemble des mesures à prendre pour triompher des obstacles; pour combattre le mal, il faut chercher le remède dans l'économie générale qui régit nos rapports. Observons seulement que l'organisation du service sanitaire serait infailliblement un puissant levier pour parer aux désastres que rien n'arrête aujourd'hui.

Les visites médicales, qui ne s'adressent qu'aux personnes malades, ne peuvent rien pour la régénération de la famille; il faut qu'un service préventif, approprié aux besoins des populations, permette au médecin de veiller au maintien des bonnes constitutions et des types. Actuellement ce travail est impossible, attendu que les visites à domicile n'ont pas toujours pour but de guérir ou de prévenir le mal. Elles sont rares ou fréquentes, tardives ou empressées, selon l'occurrence.

Les consultations, chez le médecin ou à domicile, ne sont pas plus efficaces et n'offrent pas plus de garanties. Le contrôle n'existe nulle part : *ad libitum.* Le médecin fait bien ou mal, à sa convenance, et le malade se guérit comme il peut. Il nous suffirait de parler des consultations dites *gratuites*, pour convaincre tout le monde et faire partager notre opinion sur la nécessité de porter la lumière dans cette partie du service.

Comment flétrir assez énergiquement un homme, qui ose se dire médecin, et donner une consultation *gratuite* pour formuler une prescription qui va coûter 20 francs, et sur laquelle il aura 5 francs de remise ? La médecine a tant du cent ! Aussi trouve-t-il toujours une maladie très grave, très secrète, très honteuse, dont la cure radicale se lit dans certains petits moniteurs destinés à devenir la pâture spirituelle et médicale du peuple. Nous ne voulons suivre ni la série, ni les nuances. Ce chapitre fait mal. Pourquoi raconter de si laides choses ? C'est inutile. Puisse le dégoût que ce tripotage inspire, faire réfléchir ceux qui s'y livrent et passer dans l'esprit de ceux qui se sont chargés de veiller à la santé publique !

On tue les hommes en les gorgeant de médicaments, puis on s'étonne de voir les constitutions se détériorer ; c'est le contraire qui devrait surprendre.

En effet, lorsqu'une maladie est chronique, lorsqu'elle récidive, l'individu ainsi traité devient fou ou à peu près ; avec la santé il perd l'intelligence, et, après avoir épuisé les infortunes officinales, il se jette tête baissée dans la populace, dans la vile multitude des médicastres, foule immense, véritables *charançons* de l'espèce humaine.

C'est la voisine et l'herboriste, c'est la bonne sœur et le curé, la dame patronesse ou la portière ; c'est le remède secret, c'est l'eau de Jouvence, l'élixir de santé, l'anti-glaireux, l'anti-fiévreux, la pilule dorée, incolore, inodore, purgative, dépurative, le grain de vie et de santé !... La liste en est inépuisable.

Profitons de l'enseignement, donnons à ce maniaque ce qu'il désire, ce qu'il cherche à travers tous ces remèdes ; donnons-lui la facilité de choisir de bons médecins, de bons pharmaciens, plaçons-le dans le milieu le plus favorable à sa guérison ; que d'un seul coup il puisse comparer la valeur de ces méthodes, qui toutes se ressemblent, et, s'il ne trouve un remède efficace, du moins il n'augmentera pas son mal, en pensant l'atténuer.

Dans les conditions ordinaires de la vie, il n'est pas plus aisé de se renseigner exactement ; peu de personnes sont compétentes pour distinguer un bon praticien. Faut-il choisir entre l'hydrothérapie, l'homœopathie, l'allopathie, la méropathie, la *tapotopathie*, la chimique, l'électrique, la vitale, l'organique ? Ou dans les systèmes Raspail, Leroy, Bénech, ou dans la doctrine du *stimulus* et du *controstimulus* ou autres ; entre tous et encore ; sans en excepter le système Véron, qui veut prouver que les riches sont plus à plaindre que les artisans, parce que les riches ne savent pas manger, qu'ils s'indigèrent en se nourrissant de viandes ramollies à la poêle, ou parce qu'ils sont pressés par d'importuns valets, et qui, pour protéger la santé de ces nouvelles victimes, ne leur con -

seille pas de travailler et de faire carême, mais les abandonne à leur malheureux sort.

En échange il propose, pour remédier *au mal commun,* de protéger la santé des ouvriers, « dont la « gaieté lui fait envie, dont la mansarde, égayée par « la chanson, l'empêche de dormir,» propose, disons-nous, de donner une cité à ces braves gens, afin de leur procurer les moyens de conserver leur santé. Logique, voilà bien de tes coups ! Caserner les hommes, ô docteur, ne fut jamais une mesure conseillée par l'hygiène ; votre système ne prendra pas, espérons-le.

Après le manque d'instruments, l'inopportunité des visites et des consultations, et la difficulté de choisir un bon médecin, viennent l'exécution de l'ordonnance, la préparation et la distribution des médicaments. C'est ordinairement au pharmacien qu'incombe le devoir de veiller à ce côté important du travail, mais dès que le remède a franchi le seuil de la porte de l'officine, sa tâche est remplie; sa surveillance ne peut aller plus loin. Néanmoins, rien ne garantit au médecin, au pharmacien ou au malade, que la potion sera administrée selon la prescription; dans l'immense majorité des cas, on est entouré de personnes inhabiles ou incapables de préparer une tisane.

Une ligne suffirait pour rappeler les plus fâcheux

accidents causés par cette incurie et cette ignorance. Quelque rigoureuse que soit la loi sur la vente et la préparation des médicaments, malgré le timbre et le cachet, elle est impuissante. Non-seulement elle n'ordonne pas le service, mais elle favorise le mal par le secret, par les précautions hétérogènes qu'elle prescrit ; nous n'avons pour sauvegarde que la bonne foi, ou l'enquête quand le mal est consommé. L'ignorance d'un enfant, d'un domestique, d'un aide, engendre chaque jour des malheurs.

Sous le rapport de la science, dans les conditions les plus favorables pour l'administration des médicaments, on ne peut conclure sans l'observation rigoureuse de leurs effets immédiats et consécutifs, et sans l'assurance qu'ils ont été donnés selon la prescription.

C'est un vice profond, une cause d'erreur des plus grandes, que l'inexactitude dans l'exécution des ordonnances ; car le médecin peut croire qu'il guérit par un procédé, et pourtant rien de la prescription n'a été exécuté. Pour un homme qui aime à savoir ce qu'il fait, il y a là une source d'angoisses perpétuelles : le poison est versé par masses au lieu de l'être par infiniment petits, ni le médecin, ni le pharmacien ne sont coupables, *le remède a été livré légalement.* La loi n'est pas violée ; mais la protection

n'existe pas et l'observation thérapeutique est insuffisante. Toujours non science.

Nous défions l'homme le plus philosophe de ne pas
trembler pour ses jours, s'il réfléchit à ce qu'il fait
en réclamant les soins d'un médecin inconnu.

Si nous ajoutons la non-publicité des actes, la difficulté, l'impossibilité même, de prendre des observations quelque peu exactes, nous nous demandons où
est la science, où est la sécurité.

Médecins et malades ne savent ce qu'ils font! Des
deux côtés, il y a tort grave : le médecin ne doit
pas exercer sans avoir tout ce qu'il désire, tout ce
qui est utile pour bien faire. De même, le malade doit se munir des choses nécessaires à la conservation de sa santé. Aussi médecins et *médecinés*
finissent-ils par se détester, et c'est justice !

Molière n'a pas tout dit. Nous nous exprimons en
français, mais nous ne valons pas mieux que nos
pères si justement châtiés par lui : passons outre ;
nous ne pouvons dire tout.

Des maisons de santé.

L'exercice de la médecine, dans les maisons de santé, réalise en partie les vœux de ceux qui veulent se placer dans les conditions les plus favorables à leur guérison. Les soins du médecin et des aides peuvent y être entendus mieux que partout ailleurs ; l'idée qui a donné naissance à cette institution est bonne en soi, il convient de la féconder.

Mais aujourd'hui, ces établissements sont encore peu nombreux, les grandes villes seules en possèdent ; le travail clinique y est trop spécialisé, le contrôle impossible ou illusoire ; le côté commercial y est aussi beaucoup trop développé, car souvent, *ordinairement* même, la maison appartient à une personne qui en fait une affaire, et les malades y sont soignés avec tous les inconvénients que nous avons signalés dans l'exercice à domicile ; il y en a bien d'autres encore, nous les passerons sous silence, attendu que chacun sait que dans maintes occurrences, une maison de santé devient un lieu de pénitence et de réclusion. Si le médecin n'y est plus qu'un salarié, il ne peut ni faire de la science ni provoquer la publicité nécessaire pour qu'on puisse distinguer entre le faiseur et l'homme consciencieux.

Sans nuire aux qualités du service et aux avantages hygiéniques qui s'y trouvent, il serait facile de mettre les voies et moyens de guérison que la maison de santé ne peut offrir qu'aux personnes riches, à la portée de toutes les fortunes. En élargissant la base d'opération, en modifiant les mesures économiques, de telle sorte qu'elles présentent un ensemble de garanties faciles à apprécier, en donnant à ces instituts le cachet de l'utilité publique, on pourrait aisément en généraliser et en systématiser l'édification.

Pour être utile en tout point, cet établissement a besoin de remplir des conditions spéciales inhérentes à sa destination et desquelles il ne faut pas s'écarter : on doit le considérer comme destiné à procurer les moyens cliniques les plus convenables à tous ceux dont la constitution réclame un redressement, à tous ceux dont le mal ne peut être traité à domicile, sans nuire aux voisins. Vieux ou jeunes, riches ou pauvres, petits ou grands, doivent entrer à la maison de santé lorsque leur affection l'exige impérieusement. Sous le rapport du service médical, la maison sanitaire es^t

indispensable au médecin : pour lui, c'est le clocher de la paroisse ; on ne saurait la doter trop largement.

Les maladies chroniques forment à peu près exclusivement la clientèle des établissements particuliers qui existent actuellement : ils pourraient aisément élargir leur action et rendre d'éminents services en temps d'épidémie. Si chaque maison de santé avait des lits en réserve, on ne serait pas pris au dépourvu quand viendraient les grands fléaux ; on aurait ainsi un moyen de disséminer la masse des victimes.

D'autre part, une foule d'affections réclament des soins que ni l'hôpital, ni le domicile ne peuvent procurer ; les tuberculeux, par exemple, qui ont besoin d'air, de soleil, d'une température égale et sans variations brusques, suffisamment chaude et humide, sont obligés le plus souvent de passer leur vie dans des chambres qui présentent des conditions hygiéniques complétement différentes de celles que l'on recherche. L'action prolongée d'une atmosphère viciée les empoisonne et les tue lentement, mais d'autant plus sûrement qu'ils restent confinés dans les mêmes lieux. Dans cette situation, toute espèce de traitement devient inefficace ; au contraire, pour peu qu'il soit actif, il hâte la perte du malade.

La plupart des affections aiguës obligent au repos absolu, en même temps qu'elles exigent le calme le plus complet ; car, à la moindre secousse, le mal augmente, et cependant, chaque jour, il faut les traiter au milieu du bruit et des gémissements, sans qu'il soit possible de faire mieux.

D'autres fois c'est un fiévreux qu'il serait bon d'isoler, mais, au contraire, on est dans la nécessité de le placer dans une pièce commune à d'autres malades ou servant d'atelier ; il en résulte que la maladie étant plus ou moins contagieuse se communique presque toujours aux personnes qui entourent le malade, attendu qu'elles ont avec lui des affinités de constitution et qu'elles vivent de la même vie. On oublie trop que les épidémies sévissent sur les groupes, familles, genres et espèces de même nature, de même ordre ; sans songer aux conséquences, alors que l'hôpital semble le plus utile, on accumule une masse de malades sur le même point et le foyer morbifique redouble d'intensité, tandis qu'il faudrait, au contraire, avoir des moyens de le diviser.

Au résumé, les maisons de santé existantes ne peuvent suffire aux besoins d'un service médical bien ordonné, il convient de les perfectionner, de les multiplier, afin de les mettre à la portée de toutes les infirmités et de toutes les bourses.

Médecine des épidémies.

En temps d'épidémie, le service médical exige fréquemment l'intervention de l'autorité sanitaire : le Gouvernement, les communes, le corps médical, s'unissent et rivalisent de zèle pour conjurer le mal. Il semble, au premier aperçu, que ces mesures soient suffisantes et qu'elles protégent efficacement la vie des citoyens. Néanmoins, en examinant plus attentivement, on verra sans peine que la protection n'est qu'apparente, et que l'épidémie fauche quand même ceux qu'elle saisit.

D'abord on attend que la population soit décimée pour réclamer des secours, tandis que le premier cas de maladie de nature suspecte devrait éveiller l'attention. Le poison est dans toutes les poitrines avant qu'on ait songé aux moyens d'intervenir ; aussi, à chaque apparition d'un fléau, nous assistons à un sauve-qui-peut général : chacun cherche à se soustraire à l'influence maligne.

Pour éviter le danger, les uns s'expatrient, les autres restent passifs et attendent les secours de la Providence. Au lieu de fuir, il serait plus facile d'isoler le malade pour qu'il ne contamine pas les voisins ; au lieu d'attendre l'aide du ciel, il serait plus juste de ne rien lui demander, plus raisonnable de préparer à l'avance les moyens de secourir ceux qui seront frappés un peu plus tard.

Mais c'est le contraire qui se pratique. Si l'on enlève un individu à sa famille, parce qu'il y a urgence, c'est à l'hôpital qu'on le porte, près d'autres familles. Cependant personne n'ignore qu'en agglomérant ceux qui sont atteints par la contagion, on a vivifié le foyer, et que le mal que l'on voulait combattre se propage au loin.

Aussi les résultats sont positifs, l'épidémie suit son cours, et quels que soient les soins que prodigue la médecine, ils sont peu efficaces : la réunion des contagionnés forme une atmosphère qui les submerge et les asphyxie pour ainsi dire.

Que dirait-on d'un médecin qui, pour sauver un noyé, chercherait à rétablir la circulation et la respiration suspendues par l'asphyxie, sans le placer à l'air libre, sans le *changer de milieu,* qui, au contraire, le replongerait dans l'eau ? On le taxerait de folie. Le même fait se reproduit cependant lorsqu'on réunit les victimes de l'épidémie. A la vérité, on ne le voit pas aussi facilement, il est moins apparent, mais il n'en existe pas moins. Lorsque l'air qui nous environne est saturé de miasmes, au lieu d'être dans l'eau, nous sommes dans une atmosphère gazeuse qui ne nous asphyxie pas brutalement, mais qui nous empoisonne sûrement, comme on peut le remarquer lorsque l'épidémie sévit avec quelque intensité. Alors, le médecin arrive invariablement trop tard.

L'individu qu'une profession ou une habitation insalubre oblige à respirer des miasmes putrides, n'est pas plus favorisé que ceux qui sont transportés à l'hôpital. Pendant un certain temps, il résiste à l'action du poison, mais sa constitution se transforme et se détériore peu à peu ; puis tout à coup le mal fait irruption, et, sans quitter ce foyer d'infection, il voudrait guérir ! C'est impossible. En vain le médecin chercherait-il un lieu plus convenable pour soigner celui qui réclame son ministère, il n'existe pas.

Ne sait-on pas encore que les grandes accumulations des vivants ou des morts, des valides ou des invalides, engendrent fatalement des foyers épidémiques ? Les armées traînent à leur suite tout un cortége de fièvres pernicieuses ; les grandes réunions laissent toujours quelques victimes sur la place.

De quelque côté que nous portions nos investigations, nous trouvons le germe du mal près de nous :

l'air qui nous enveloppe recèle le venin, le milieu que nous habitons le renferme; et parce qu'on a manqué de prévoyance, on cherche la cause de nos malheurs sur les bords de l'Océan.

Si les secours de la médecine, en temps d'épidémie, sont impuissants à conjurer le fléau, si les hôpitaux et les maisons de santé ne peuvent procurer les soins variés que réclament les divers états de maladie, si nos maisons ne sont pas susceptibles d'être transformées en infirmeries, l'enseignement et la thérapeutique ne sont pas mieux partagés. Au lieu de faire évacuer les salles, on change le traitement. Hélas! le second n'est pas plus efficace que le premier; il réussit une fois sur dix, sur vingt : « tant de malades ont été traités par une méthode, tant par l'autre, » et c'est avec une statistique ainsi faite qu'on cherche à établir les preuves d'une savante et rigoureuse thérapeutique.

Mais il n'y avait pas deux malades dans les mêmes conditions hygiéniques; pas deux peut-être n'avaient la même constitution; l'âge du sujet, le point de développement de l'affection sont à peine indiqués; et sans sourciller, on additionne religieusement ces unités d'espèces différentes, pour jurer de par la majorité... Nous déclarons, pour l'acquit de notre conscience, pour notre satisfaction personnelle, n'ajouter aucun crédit à de la science ainsi bâtie.

Pour remédier à une si pénible situation, pour sortir enfin de ce cercle du Dante, il faut d'abord se procurer tout ce qui est nécessaire pour l'évacuation, puis ne pas attendre que l'épidémie ait envahi une salle ou une habitation pour disséminer les premières victimes. Le soin principal d'une administration intelligente, c'est de préparer les lits et les appareils qui manquent, car trop souvent le médecin réclame en vain.

Au résumé, la médecine des épidémies ne sera préventive, c'est-à-dire efficace et scientifique, qu'à condition qu'elle sera le résultat immédiat de l'organisation du service lui-même.

Sociétés de secours mutuels.

Le service médical des secours mutuels offre très peu d'avantages et de nombreuses imperfections à signaler. Il rentre dans le cadre de la médecine à domicile, il en a par conséquent tous les défauts; mais, en outre, il a celui incomparablement plus grave d'imposer un médecin et une administration aux sociétaires. Dans la plupart des associations qui existent, et le nombre en est très grand, un ou deux médecins sont chargés de visiter les malades; l'administration ou la majorité choisit, et la minorité subit ceux qu'elle avait repoussés. Que la minorité n'approuve pas le choix de la majorité, peu importe, elle est obligée de s'y conformer, sans appel possible. Comme il est facile de le prévoir, la minorité cabale pour repousser le protégé de l'administration, et celle-ci le défend, nomme des commissaires, des vérificateurs, des inspecteurs, etc., pour s'assurer si elle n'est pas trompée par les mécontents. Mais peu de temps s'écoule avant que les deux partis se séparent complétement, et la société se dissout. La raison reste au plus fort.

Ce mode n'est pas praticable chez des personnes qui se respectent et veulent savoir ce qu'elles font. Est-il besoin de rappeler que le premier élément de succès dans l'exercice de l'art de guérir, c'est de laisser le choix libre de part et d'autre ; qu'il est absolument indispensable que le médecin et le client aient une confiance réciproque bien assise, pour que les rapports intimes qu'ils doivent avoir ne deviennent pas difficiles.

Nous pourrions énumérer les motifs politiques et économiques qui dirigent les sociétés de secours dans cette voie étroite de la routine ; nous dirions par quelle cause les honoraires du médecin ne sont pas en rapport avec les services qu'il rend ; pourquoi le travail est divisé en mille parcelles, sans avoir un lien qui les unisse ; pourquoi les fonds de la société sont capitalisés, tandis que les cotisants manquent de secours ; pourquoi les amendes et l'inquisition des visiteurs ; comment enfin on pourrait, sans changer les rapports existants, faire disparaître toutes ces contradictions ; mais nous sommes retenu par la *logique,* qui ne veut pas que nous abandonnions le sujet qui nous occupe.

Néanmoins, nous ne pouvons résister au désir de recommander un moyen de donner à chaque société en

particulier le choix parmi tous les médecins adhérents aux sociétés philanthropiques. Il suffirait, selon
nous, que les médecins de toutes les associations fussent appelés et choisis indistinctement par les sociétaires des diverses corporations, et que, de part et d'autre, il y eût un contrat qui réglât d'avance les rapports
de chacun.

Il existe, à Paris, environ quatre cents associations
philanthropiques; les quatre cents médecins, au lieu
d'appartenir chacun à une société, seraient attachés à
toute la série, et chaque sociétaire aurait la faculté de
choisir parmi quatre cents praticiens. L'administration étant chargée de la répartition, et elle serait facile, il n'y aurait qu'à donner une autre distribution
au service. Le client aurait un médecin à qui il accor-
derait toute sa confiance, et à sa porte, s'il le désirait;
et, par réciproque, le médecin n'aurait que des amis
et des voisins à soigner. La rémunération actuelle de-
viendrait presque suffisante dans ces conditions.

Mais il n'en est pas ainsi : un sociétaire habite au
loin, le docteur chargé de le soigner ne peut s'y rendre qu'après avoir été prévenu par le visiteur ou sur
l'ordre du président de l'association; s'il y a urgence,
il faut en appeler un autre.

Supposons des conditions plus favorables : le malade loge très près du médecin, tous deux se con-

naissent et s'estiment; rien, semble-t-il, ne va troubler la fonction médicale? point : le malade est seul, il manque de toutes les choses nécessaires pour être soigné chez lui, il faut qu'il se dirige vers l'hôpital, extrémité qu'il voulait éviter.

Dans la première hypothèse, la société paie des frais doubles, elle se ruine; dans la seconde, le client n'est pas secouru, il cesse de cotiser, puisqu'il épargne inutilement.

Pierre verse pour Paul, mais ni l'un ni l'autre ne savent positivement ce qu'il en adviendra. Le seul moyen de faire prospérer les sociétés de secours mutuels, c'est de les doter largement ou d'avoir beaucoup d'adhérents qui ne s'en servent pas; dans les deux cas, on retombe dans l'économie charitable ou on trompe ceux qui cotisent. Plus on les développera, plus on favorisera la fraude qui se commet chaque jour, l'exploitation par quelques-uns de la générosité de beaucoup d'autres.

Or, nous le demandons, avec une économie et un service si peu satisfaisants, si *impossibles*, où est le germe de prospérité? Il n'existe pas.

La société de secours mutuels n'a qu'un but vrai, c'est de grouper des capitaux; mais il faudrait au moins, pour ne pas tout confondre, que chacun restât propriétaire des sommes qu'il a versées. Or il n'en

est pas ainsi : avec l'économie qui régit ces institutions, le médecin et le client ont intérêt à tirer la
quintescence de ce que la communauté peut leur donner, l'un en restreignant le nombre des visites, l'autre en cotisant le moins possible et en feignant d'être
malade pour obtenir l'indemnité de chômage.

De quelque côté que nous envisagions ce mode,
nous aboutissons à l'absurde ; aussi toutes les petites
associations se perdent.

L'administration municipale de Paris, en centralisant les capitaux, a aidé les sociétés de secours ; mais
ce n'est toujours que par un appel incessant à la charité publique qu'elles parviennent à se soutenir ; il est
donc bien évident que cette organisation ne peut se
généraliser, et ne donne pas *et ne donnera jamais* les
résultats que l'autorité recherche, à savoir : un service médical bien conçu, bien *ordonné*, efficace.

Bureaux de bienfaisance.

Les divers établissements connus sous le nom de dispensaires, de bureaux de bienfaisance, etc., nous fourniraient le sujet d'observations analogues à celles que nous avons présentées, en nous occupant de l'exercice à domicile, ou en critiquant l'organisation du service médical des sociétés de secours mutuels avec lequel celui des bureaux a la plus grande similitude. D'ailleurs, ces institutions, alimentées par la générosité publique et privée, ne sont susceptibles d'aucune amélioration sensible; on sait que l'économie charitable est impuissante à les doter convenablement.

Pour améliorer le service sanitaire des indigents, il suffit de perfectionner le service général; quand il s'agit de la santé, il n'y a pas à établir de distinction basée sur l'inégalité des fortunes : est-il besoin de le rappeler ?

Le médecin ne connaît que la nature et la gravité

du mal ; dès qu'il possède les instruments nécessaires pour faire bien, jamais le dévoûment ne fait défaut : Les honorables praticiens chargés de visiter les indigents des bureaux ou des hôpitaux n'ont jamais réclamé que les moyens de faire mieux , et personne, que nous sachions, ne se plaint de leur négligence.

L'exercice de la médecine étant ramené à son vrai point de vue, pauvres et riches seront égaux devant la souffrance, et le médecin donnera enfin à tous ses travaux le cachet d'utilité publique : c'est là le but qu'il faut atteindre.

Si nous avions besoin d'ajouter une preuve à notre manière d'envisager la question d'ordre à établir dans le service médical, nous la trouverions dans le travail remarquable que la commission, *nommée par les médecins des bureaux de bienfaisance,* a publié en mars 1848, sur l'organisation de ces établissements.

La commission a été guidée par l'idée d'amener l'action du service à l'unité, à l'harmonie, et de créer un organe central duquel dépendent, et auquel aboutissent les bureaux des divers arrondissements, *« tout en conservant leur existence individuelle. »*

Le rapporteur, M. le docteur Cherest, pour démontrer l'utilité d'organiser les secours à domicile, cite l'avis du docteur Thierry, délégué du gouvernement, il dit :

« Le but de la bienfaisance est plutôt d'empêcher
« les malheureux d'entrer à l'hôpital que de leur
« faire élire domicile, ainsi qu'à leur famille, quand
« ils sont malades, dans les établissèments hospi-
« taliers. »

Puis plus loin, s'appuyant de l'autorité de Duques-
noy, il ajoute :

« Que les secours distribués dans les familles res-
« serrent les affections domestiques, tandis que les
« hôpitaux les détruisent, »

Dans le douzième arrondissement, le relevé des
grandes opérations faites au domicile des indigents
inscrits au bureau de bienfaisance a donné des résultats très satisfaisants. Du rapport adressé à l'administration, il résulte que, dans cet exercice, les
médecins ne perdirent pas deux opérés sur dix, pas
une femme en couche sur cent.

Que serait-ce si le service était pourvu de tous les
moyens dont dispose la science, si la médecine était
faite dans des conditions hygiéniques plus favorables
de beaucoup que celles où se trouvent les indigents ?
On sait quels logements ils habitent, quels aides ils
peuvent avoir !

Aussi la commission réclamait-elle des aides, des

secours plus larges, des pharmacies. Ici, dit le même
rapporteur, « nous n'avons pas de pharmacies, il
« nous faut des appareils, un formulaire, des gar-
« des-malades, l'admission des indigents dans les
« hôpitaux, sur la demande du médecin des bu-
« reaux. »

Nos honorables confrères savaient combien il est
utile de sortir un malade de son réduit, quand son
état l'exige.

La commission s'est abstenue de se prononcer sur
la question de la consultation collective; si elle ne
l'a pas résolue, c'est qu'elle a été mal posée. Il eût
fallu demander que chaque médecin visitât les indigents dans un lieu choisi pour la consultation.

Il suffit d'un simple examen quand il ne s'agit que
d'envoyer un malade à son lit ou à l'hôpital, mais
pour formuler, il faut un diagnostic mathématique.

On peut, pour les indigents qui se rendent à la
consultation, suivre la méthode employée dans les
hôpitaux. — Le professeur examine, fait ses observations, et les élèves en profitent; ils vérifient eux-
mêmes, s'il y a lieu. Les médecins des bureaux de
bienfaisance auraient pu en faire autant, et la question
d'utilité était résolue.

On comprend que chaque médecin, recevant les
malades du bureau chez lui, ne peut avoir un loge-

ment assez vaste pour y appeler des confrères et se livrer aux débats du diagnostic différentiel et comparé ; mais rien de plus facile que de changer le mode actuel, en transportant la consultation à la mairie, par exemple.

La même commission réclame une carte pour chaque indigent ; mais cette carte est insuffisante pour ordonner le service; avec un livret, il y aurait complément et, sous tous les rapports, avantages très grands.

Chaque individu peut avoir son livret, et le livre de santé reste à la famille ou au groupe protecteur, lorsque celle-là manque; mais, en toute hypothèse, il faut ce guide, si l'on ne veut pas s'égarer.

Nous remarquons en outre, que, fidèle interprète de tout le corps médical de Paris, la commission des bureaux de bienfaisance, comme le congrès de 1845, réclame énergiquement l'autonomie de la corporation des médecins; nous sommes heureux de trouver cette concordance d'opinions. Sur ce point, il y a suffrage universel. ,

En effet, sans la liberté, le médecin ne peut rien faire de bien.

En un mot, les vœux se résument à ceci : Liberté pour l'homme, instruments pour le service, unité de but, tout pour prévenir et guérir le mal.

EXERCICE DE LA MÉDECINE.

PHARMACIE.

Le Pharmacien-Médecin. — Préparation, distribution, administration, Achat des médicaments. — Réorganisation transitoire du service pharmaceutique.

Le pharmacien-médecin.

La pharmacie, dans l'état actuel des choses, s'occupe à peu près exclusivement de la préparation des médicaments inscrits au Codex ou de l'exécution des formules et des ordonnances magistrales; ce travail, ainsi limité, est trop incomplet, et le pharmacien doit étendre ses attributions, si l'on veut constituer enfin la fonction médicale.

Si la pharmacie est considérée comme une branche de l'art de guérir, il faut, de *toute nécessité*, que le médecin et le pharmacien puissent s'entendre et s'aider réciproquement, il faut qu'ils aient un temps de travail commun. Dans un service bien fait, le pharmacien devrait assister à la visite des malades, préparer les ordonnances et administrer les médicaments, en observer les effets immédiats et les noter; de son côté, le médecin devrait étudier ses formules et ses prescriptions au laboratoire de pharmacie, et vérifier les résultats consignés par le pharmacien. De telle sorte qu'il est presque indispensable que le pharmacien devienne médecin et le médecin, pharmacien; qu'au besoin, chacun d'eux remplissant son mandat, ils exercent simultanément, bien qu'ils puissent, sans inconvénients graves, se séparer pour une partie du travail. Mais l'art de formuler, de préparer les médicaments, de les administrer, de les recueillir ou de les conserver; en un mot, la pharmacologie est une science qu'ils doivent étudier en commun. Si le médecin veut connaître les drogues qu'il envoie dans l'estomac de ses patients, si le pharmacien tient à s'assurer de leur destination, il est nécessaire que l'un et l'autre sachent la chimie, l'anatomie et la physiologie.

Sans ce travail d'ensemble, le médecin ne sait plus formuler après quelques années de pratique, et le pharmacien devient un simple marchand de pâtes ou de bas élastiques.

Préparation. — Distribution. — Administration. — Achat des médicaments.

La préparation des médicaments exige une étude suivie et une habileté que peu de personnes peuvent se flatter d'acquérir. Il y a des inconvénients graves à laisser l'exécution d'une ordonnance à des mains peu exercées. Le législateur a imposé des charges et des devoirs aux pharmaciens, parce qu'il a voulu trouver des garanties dans la capacité des préparateurs. Toute la loi qui régit la pharmacie est en quelque sorte dirigée contre les abus qu'on a signalés ; nous ne nous arrêtons pas à les raconter, ils sont assez connus. Il y a impossibilité d'y remédier, puisque c'est à peine si l'on peut obtenir la préparation d'une tisane fraîche ou d'un bouillon passable, dans l'intérieur d'une famille. Il faut, par conséquent, pourvoir au service en étendant les attributions des pharmaciens ; sans cela, les garanties n'existent pas, la confection et l'administration intelligente des médicaments est une énigme, et la science thérapeutique un mot !

Au lieu de considérer ces deux branches de l'art de guérir comme complémentaires, au lieu de les *sérier,* la loi les a séparées, de telle sorte qu'elles sont en tendance économique contradictoire.

Ainsi l'association entre le médecin et le pharmacien a été prévue par la loi, qui a voulu éviter le cumul et le non contrôle provenant d'une entente trop cordiale entre les deux parties ; mais le législateur n'a pas atteint son but, car toujours il leur est facile d'unir leurs intérêts ; il est possible à l'un de donner des consultations gratuites et d'avoir une remise sur la vente des médicaments, à l'autre de livrer des drogues très chères, en trop grande quantité, avec ou sans ordonnance.

En vérité, on dirait qu'on a pris à tâche de mettre la désunion entre le médecin et le pharmacien, d'en faire deux ennemis, plutôt que de songer à rendre leur action réciproque et utile au malade.

Heureusement que, dans l'immense majorité des cas, la moralité est suffisante ; il convient d'ajouter que, pour ce qui concerne la formule et son exécution chez le pharmacien, l'inscription des ordonnances médicinales au livre de l'officine est sans contredit un excellent mode de contrôle; mais il est presque nul pour le client, qui reçoit sa potion par le premier messager ou le premier gamin qui va *réclamer la bouteille.*

Pour avoir les garanties nécessaires, pour faire disparaître l'antagonisme qui naît d'un intérêt sordide, pour donner sécurité à l'individu et à la société, il faut que le pharmacien ne soit plus un marchand, que sa fonction vienne compléter celle du médecin. Car, faire de la science, préparer des drogues, et faire du commerce, sont choses incompatibles et contradictoires au premier chef : il faut renoncer à ce mode et simplifier le travail en le ramenant à l'objet principal : l'art de guérir et de prévenir le mal.

Les pharmaciens des hôpitaux ne s'occupent ni de l'achat ni de la vente des produits pharmaceutiques ; ils reçoivent, vérifient et préparent les médicaments qui sont achetés et fournis par l'administration ; *c'est là leur vrai travail.*

Cependant, comme en toutes choses, même les meilleures, il peut se glisser des erreurs, le service, quoique dirigé par un chef habile, demande aussi plus d'exactitude et plus de science.

Le pharmacien en chef a sous ses ordres des élèves dont le programme d'études insuffisant demande à être revisé. Le rôle de l'élève se borne à inscrire la prescription au cahier de service, et à la préparer ; après quoi, l'infirmier s'empare du butin et le travail de l'élève est terminé. Le jeune chimiste cherche ordinairement la formule d'une pilule élégante, ou un rob nouveau, afin qu'au sortir de son internat il puisse faire fortune ; s'il n'invente une nouvelle panacée, nous devons nous montrer reconnaissants.

Mais la distribution des médicaments, leur destination, la manière de les administrer, quoique réglées et formulées, souffrent le plus souvent : il y a tant à faire, que rien ou à peine rien ne s'achève selon l'art.

Quant à connaître l'action thérapeutique des remèdes, fort peu d'élèves s'en occupent ; seuls ceux qui visent au doctorat en médecine, ont cette sage ambition.

Voilà l'exemple à suivre, telle est l'étude que chaque élève en pharmacie doit poursuivre avec zèle. Ne peut-on généraliser la mesure, et exiger du pharmacien le diplôme de docteur ? Libre à lui de spécialiser son travail après. Quoi de plus sage qu'il assiste aux visites cliniques, ou tout au moins qu'il suive les phases principales de la vie de celui qui consomme ses drogues ! Dès que le travail pharmaceutique serait fait en commun, dès que le pharmacien-médecin serait compétent pour juger sainement de l'action thérapeutique, toutes les incertitudes, comme toutes les difficultés que l'on peut prévoir s'évanouiraient. Car, quelle que soit la prestesse des aides, ils ne sauraient jamais observer l'action des médicaments et en rendre compte.

Aujourd'hui, l'achat des médicaments, qui est confié aux soins du pharmacien, peut facilement rentrer dans les attributions administratives. Il est toujours possible de passer des contrats qui garantissent la pureté des produits, et avec un manipulateur habile et exercé, chargé de la vérification, on peut avoir le *nec plus ultra* de la préparation, et au prix de revient.

On connaît, on a signalé souvent les inconvénients nombreux qu'il y a de laisser au pharmacien le soin de s'approvisionner lui-même, puisqu'un jury médical est institué, tout exprès, pour vérifier la qualité des drogues; mais le côté aléatoire de l'opération n'en existe pas moins, il faut aussi y remédier.

Pour y parvenir, depuis longtemps on fait usage du tarif, qui est un moyen terme, une transaction entre le hasard et la science : espèce de balancier utile à l'un, inutile à l'autre, selon l'occurrence; c'est le défenseur des secours mutuels et des administrations. On s'est dit : le pharmacien ayant sa vente assurée, peut s'approvisionner au fur et à mesure de ses besoins, donner sa marchandise à plus bas prix, et choisir de bonnes drogues.

Il y a évidemment désir de bien faire; mais tous

ces moyens termes sont insuffisants. D'abord, ils ne peuvent s'appliquer à la majorité des cas, et partout on ne trouve pas de bons pharmaciens.

S'il y a de bonnes pharmacies, c'est parce qu'une nombreuse clientèle exige une production variée et suivie, et permet de renouveler les approvisionnements. Celui qui fait beaucoup de préparations, est en quelque sorte obligé d'acquérir de l'habileté.

Mais que se passe-t-il dans les mille et une boutiques qui végètent en France et à l'étranger? On ne sait plus qu'y prendre; tout est supposable. Souvent nous nous sommes trouvé dans la nécessité de ne pas prescrire un médicament, que nous préférions à un autre, dans la crainte d'avoir une mauvaise préparation.

Les visites du jury médical servent sans doute, mais il est trop facile d'éviter sa censure. L'inspecté est toujours prévenu à temps.

Cette inquisition ne montre-t-elle pas mieux que tout ce que nous pourrions dire, combien le mal est possible, combien l'organisation est mauvaise? Une fonction bien ordonnée se complète, se vérifie d'elle-même, pendant le travail et par le travail, sans le secours d'un tiers ou d'une police étrangère.

Réorganisation transitoire du service pharmaceutique.

En attendant une organisation complète, qu'il est donné au temps et à l'expérience de réaliser, il serait possible d'imprimer un mouvement favorable au travail pharmaceutique. Chaque officine peut immédiatement devenir un lieu où le médecin trouve les moyens de secourir les blessés promptement et sûrement; elle disposerait de lits, de brancards, d'appareils pour les accidents; des consultations y seraient données, ce qui n'exclurait pas, bien entendu, celles chez le docteur.

Ce mode prend faveur : plusieurs instituts réunissent la pharmacie et la médecine, et nous l'approuvons, car le pharmacien et le médecin étant présents à la visite, il est presque impossible qu'une erreur grave passe inaperçue.

Reste la question de la qualité et du prix des médicaments.

La qualité sera certaine lorsque le pharmacien sera tenu, non pas d'avoir toutes les drogues imaginées, mais seulement celles employées journellement. Pour les autres, une pharmacie centralisant un groupe, remplirait le vide.

Tous les médicaments préparés par les hommes les plus-compétents seraient échangés, et chaque établissement aurait ainsi les produits les plus soignés. Quelques laboratoires de Paris ont déjà réalisé cet échange.

Chaque pharmacien a une préparation qu'il prône, et c'est souvent celle-là qu'il confectionne le mieux : il sera tenu de la donner contre d'autres produits également reconnus bien conditionnés. De cette façon, chaque officine devient, pour ainsi dire, une pharmacie type.

Plus de vieilles drogues; jamais de pertes sur les provisions, celles-ci étant faites par le laboratoire central, qui peut utiliser les rebuts et les employer dans l'industrie.

En province, l'apothicaire est obligé d'*avoir de tout*. Comment pourrait-il ne pas perdre, et avoir des substances qui ne s'altèrent pas?

Le choix de l'emplacement pour la conservation des drogues est aussi un point fort délicat, et, dans l'état présent, les pharmacies s'ouvrent à tout vent, à tous les méphitismes. Que conclure avec un si grand nombre d'éléments indéfinis?

Pour une population de. . . . . ., il serait établi un laboratoire central où les pharmacies environnantes feraient leurs approvisionnements en produits fabriqués. Grâce à la promptitude des communications, il sera facile de remplir cette indication.

Les dispensaires étant pourvus des choses essentielles par les soins des commissions sanitaires, les communes ou circonscriptions subviendraient aux dépenses; les visites du médecin et du pharmacien chargés de donner les consultations, suffiraient pour conjurer les pertes et le danger.

Ce commencement de travail en commun faciliterait de beaucoup l'avénement d'un ordre plus complet dans l'exercice de la pharmacie.

Les médicaments étant presque tous préparés d'avance, le pharmacien-aide-médecin n'aura plus qu'à faire les mélanges; le remède pourra être livré au malade séance tenante, avec explication convenable de l'emploi. Cette explication, écrite avec détail au livre de santé, rendra toute erreur impossible. Chaque jour le médecin de campagne déplore les accidents causés par des retards ou l'imprévoyance : ils disparaîtraient.

Enfin, une des conditions les plus urgentes pour la

guérison, sera remplie. Le médecin prescrit une potion qui doit être administrée dans une, deux ou trois heures, qu'arrive-t-il? les parents remettent au lendemain, l'effet du remède est contraire, le malade va plus mal; et pourtant on assure qu'on a suivi la prescription. Quel désordre! Le médecin peut croire qu'il a mal fait; il cherche ailleurs, et quitte une bonne voie pour rester dans le doute ou recourir à un remède nouveau. Rien d'étonnant qu'on en invente chaque jour un; le défaut d'observation et d'étude, l'inexécution des ordonnances, en sont les causes principales.

L'élève en pharmacie ou la personne chargée de la distribution, pourra en surveiller l'administration et les effets, les noter, et laisser enfin au médecin des données précieuses pour la santé de son malade.

Donc, le service serait ainsi réglé :

Les pharmaciens, proprement dits, prépareraient les médicaments; un aide serait chargé de les distribuer et d'en vérifier l'administration quand le médecin ne pourrait le faire lui-même.

Le pharmacien serait payé selon les produits qu'il fournirait et échangerait, et l'aide, selon le temps et l'emploi, par la commune ou circonscription, par les individus ou la famille.

Le prix des drogues et la façon, fixés d'avance par

un tarif proportionnel, n'offriraient plus rien à l'agio-
tage, et le pharmacien, n'ayant plus intérêt à vendre,
mais à mieux préparer, élèverait sa profession à la
dignité, à la sécurité que demande un homme instruit
et s'occupant de soulager son semblable. Il ne serait
plus un marchand, comme cela arrive souvent, mais
un savant uniquement occupé à faire le bien public.

La plupart des pharmaciens peuvent être considérés
comme des distributeurs de médicaments. Les préparations étant presque toutes faites, il suffit de suppri-
mer l'incertitude de l'avenir, en assurant la rémunération du travail, le mercantilisme; le côté aléatoire
de l'entreprise ayant cessé, la fonction sera en tendance normale. Le temps fera le reste.

EXERCICE DE LA MÉDECINE.

MODE NOUVEAU.

Congrès médical de Paris. — Épisode historique. — De l'abonnement. — Mutualité. — Honoraires. — Budget professionnel.

Mode nouveau.

L'exercice et l'enseignement de la médecine, avons-nous dit, ne sont pas dans une tendance normale; il convient, par conséquent, de chercher les moyens de faire mieux. Donnons d'abord une idée générale des diverses mesures à employer pour y parvenir.

Sans disserter plus longuement sur la supériorité de la médecine préventive, après avoir nié la possibilité de guérir les maladies graves et de faire de la science, dans l'état des rapports de la société actuelle, nous n'avons qu'à chercher un organisme qui remplisse les lacunes et confirme pratiquement notre critique.

Le service préventif et le service clinique doivent se sérier, se compléter mutuellement et ne pas se séparer; mais on peut, on doit d'abord, porter son attention sur le premier.

Voici, selon nous, les bases sur lesquelles il faudrait s'appuyer pour rendre le service médical complet et efficace :

Les principales sont :

1° L'abonnement et la mutualité pour les finances ;

2° Les visites et les consultations préventives faites en temps opportun, à domicile ou dans des lieux désignés à cet effet ;

3° Les soins donnés avec méthode à domicile ou dans les maisons de santé ;

4° Une distribution convenable des médicaments, appareils, livres, instruments et aides nécessaires au client, au médecin et à l'enseignement ;

5° Un enseignement théorique et pratique *comparé*, embrassant les cours d'hygiène, de clinique ; une école de diagnostic, une école de pharmacologie et de thérapeutique ;

6° Le livre de santé pour enregistrer les faits importants relatifs à la santé ;

7° Enfin des instituts correspondant à chacune des divisions principales.

En conséquence, on doit édifier :

1° Des maisons de consultation ;

2° Des maisons de santé ;

3° Des dispensaires ;

4° Une villa sanitaire pour l'enseignement théorique et pratique comparé.

Il faut à celui qui veut exercer la médecine avec fruit pour la science, avec succès pour les malades, tous les moyens de faciliter sa pratique et ses études. L'état d'incohérence de notre économie financière ne permet malheureusement pas de remplir ces conditions. Pourtant, chaque fois que le corps médical a fait entendre sa voix, soit au congrès, soit dans des réunions moins nombreuses, soit par l'organe de quelques-uns de ses membres, la question financière a été à peu près mise de côté, surtout au point de vue des honoraires.

Les motifs de cette abstention sont puisés dans un sentiment de générosité trop digne d'éloges pour qu'on puisse les blâmer ; mais on doit cependant regretter qu'il en soit ainsi ; tout s'enchaîne dans ce monde, il ne faut rien oublier et se rendre compte de tout ; un rouage défectueux arrête la machine.

Nous pouvons, du moins, affirmer que les vœux sont unanimes à cet égard : « le médecin ne doit pas s'occuper de la question d'argent », il importe, par conséquent, de la traiter une fois pour toutes et de régler d'avance le budget professionnel.

L'argent *est un instrument de travail, rien de plus, rien de moins* ; c'est une valeur que nous n'estimons qu'à ce point de vue, et qui, par conséquent, doit servir à développer, à favoriser le travail, ou elle est inutile.

Comme le corps médical, nous voulons ne plus nous occuper de la question des honoraires, et c'est pour ce motif même que nous ne repousserons pas la question comme indigne de notre attention. Au contraire, nous établirons nos chiffres sans fausse pruderie, parce que nous voulons un fait bien déterminé et non un sentiment. Il est facile de dire que la médecine est un art sublime, qu'elle doit s'exercer avec désintéressement ; il est beau de s'indigner en présence des abus ; mais il est plus utile de les empêcher que de se perdre en vains discours sur la vertu.

Congrès médical de Paris.

Le congrès médical, réuni à l'Hôtel-de-Ville de Paris, en 1845, était composé de dix-huit cents membres environ. La science médicale y était représentée dans toutes ses branches ; l'art vétérinaire, la pharmacie, la médecine et la chirurgie y avaient envoyé les hommes les plus distingués ; tout concourait à ce que les délibérations de cette assemblée d'élite fussent prises en sérieuse considération ; elles émanaient d'une autorité compétente.

Aussi, les vœux du congrès ont-ils été émis avec une sagesse et une hauteur de vues qui peuvent servir de base pour juger par quelles considérations chacun des membres prenait soin d'ennoblir, on peut le dire, tous les actes qui tiennent à l'enseignement et à l'exercice de la médecine.

Mais, hélas ! le congrès ne faisait que des vœux, et les vœux sont allés où ils vont tous, au pouvoir législatif ; la routine ne change pas ! Tombés au milieu des habits brodés de la pairie, ils sont restés stériles ; les satisfaits n'avaient plus les oreilles assez fines pour entendre des sons aussi purs ; et si l'on veut en retrouver la trace, c'est dans le cœur de ceux qui n'ont pas besoin de la loi pour faire le bien qu'il faut la chercher.

Ce que le corps médical demandait, c'était la possibilité de faire mieux que ce qui se fait chaque jour ; c'était, en un mot, l'instrument de travail et la liberté ! Or, ceci n'est point de la compétence du pouvoir législatif, il eût fallu réaliser les décisions et légiférer après : attendre la manne du ciel, n'est pas de notre temps.

Pour réunir le corps médical de France, pour qu'il exprime sa volonté, débatte les intérêts les plus chers à la société, ceux de la santé publique, pour qu'il formule la loi des rapports professionnels médicaux, au double point de vue de l'enseignement et de l'exercice de la médecine, il suffit de quelques jours. Eût-il été plus difficile de se mettre à l'œuvre et d'organiser le service sanitaire ? Non, assurément. Après avoir donné le mouvement, il s'agissait de le continuer à l'aide de la même initiative.

Au lieu de demander au gouvernement, qui n'a rien à donner, mais à recevoir, il eût été plus sage de commencer la réforme, il eût été meilleur de fonder des dispensaires, des cliniques, des cabinets de lecture, des bibliothèques, etc., que de nommer une commission chargée de représenter le corps médical auprès du gouvernement : c'était le monde renversé.

Si nous voulons améliorer les autres, c'est par nous-mêmes qu'il faut commencer ; si nous voulons avoir de bons instruments, faisons-les construire nous-mêmes ; si nous voulons travailler en liberté et selon l'art, ôtons ce qui nous gêne, mais de grâce apprenons à être libres par notre propre puissance, par notre propre volonté ; sachons créer et inventer ; serons-nous toujours de petits enfants qui demandent ou des hommes qui travaillent pour obtenir ce qu'ils veulent ?

Nous conservons un religieux souvenir de ces quelques beaux jours passés dans notre grande famille professionnelle ; car c'est là, pour ainsi dire, que nous avons reçu le baptême. Nous étions dans l'illusion du néophyte qui a rêvé de soulager toutes les misères, toutes les souffrances ; nous trouvions dans le corps médical notre pensée, notre passion et le même désir de faire le bien ; le cœur débordait, nous étions heureux !

Néanmoins, pour nous, la question se posait autrement, il fallait atteindre au but et réaliser le vœu ;

dès lors, nous avons senti la nécessité de conquérir nos instruments de travail par nos propres forces ; c'est pourquoi nous n'avons pas cessé de les revendiquer, ou d'agir en vue de les obtenir.

Assurément, nous n'avons pas vaincu toutes les résistances, notre lutte n'est pas terminée ! Néanmoins, nons devons croire que nos efforts ne seront pas stériles. De nos jours, le mouvement intellectuel et économique — autrement dit la révolution — se fait sentir dans toutes les classes de la société, et bientôt, espérons-le, le corps médical sera normalement constitué et dûment doté des instruments nécessaires à l'exercice de sa fonction.

Épisode historique.

Pour connaître la fonction médicale dans ses détails, pour apprécier l'état des choses, nous avons exercé la médecine dans les conditions sociales les plus diverses; nous avons étudié tous les instruments de clinique et d'enseignement qu'il nous a été donné d'observer; convaincu de leur insuffisance, nous cherchâmes les moyens d'y suppléer en abordant immédiatement l'œuvre pratique.

Après avoir, pendant un an, fait de la médecine préventive en abonnant presque au hasard, et au prix le plus minime (12 francs par famille), nous avons acquis la certitude que notre théorie est vraie et réalisable.

Cette folie, comme d'aucuns disaient, ne pouvait *nous servir*; nous devions perdre nos chausses à ce métier; c'était temps perdu. Chaque jour il nous fallait répondre à mille niaises questions qui ne méritent certainement pas d'être rappelées.

Nous expérimentions à nos risques et périls, sachant pourquoi et comment, et dans quel but nous agissions. Nous voulions savoir, en poussant la réalisation dans ses limites extrêmes, s'il resterait une objection. Voilà pourquoi nous étions fou de par métier et de par méthode.

Ce point une fois acquis, persuadé que nous étions dans la bonne voie, nous commencions une autre série d'expériences ; peu de temps après, nous avions créé le premier dispensaire destiné à se relier aux autres chaînons de l'organisme que nous étudions ; un plein succès avait déjoué les prophéties sinistres.

Mais tout le monde n'aime pas à voir les choses réussir, de lâches dénonciateurs nous désignaient comme chef de *démagogie,* et nous fûmes condamné sur le rapport des délateurs.... Notre commencement d'organisme s'est brisé.

Un jour, peut-être, nous saurons à qui nous devons d'avoir été ainsi classé parmi les hommes politiques, et nous pourrons nous montrer reconnaissant d'avoir été si bien connu et si bien servi.

Condamné, par contumace, à la déportation à Cayenne, « *comme chef de société secrète, se déguisant sous le nom de société philanthropique,* » nous avons heureusement évité le piége ; mais notre audace d'initiative nous a coûté quatre années d'exil.

Pour continuer notre œuvre si brusquement interrompue, nous avons demandé à rentrer en France, à Paris, car c'est là que nous avons commencé et que nous devons poursuivre l'application de notre idée.

Nous voici de nouveau à l'œuvre, oubliant nos souffrances et les difficultés que nous avons rencontrées, qui d'ailleurs sont inhérentes à toute grande entreprise, et nous espérons enfin agir avec plus de chances de succès.

En rappelant les vicissitudes pénibles jetées sur notre route, nous voulons montrer combien nous avons réfléchi à ce que nous faisons, combien nous pensons être dans une voie féconde en résultats heureux ; combien nous désirons appliquer et expérimenter, puisque nous poursuivons notre but à travers tous les obstacles.

Qu'on ne se méprenne pas sur notre manière d'agir, nous ne cherchons qu'une chose : faire le bien ; nous ne cachons ni nos actes ni notre pensée, nous sommes un : nous aimons les situations nettes. Si nous n'avons rien fait connaître de nos faits d'expérimentation, c'est qu'il entre dans notre méthode de ne publier que ce que la pratique a consacré : le temps n'était pas venu.

Comme il nous faut , pour achever la tâche que nous nous sommes imposée, pleine liberté d'action , avant comme après la tourmente, *nous agissons au grand jour.* Nos actes parleront pour nous. Nous sommes de notre pays, et chez nous, tradition oblige, comme noblesse oblige.

Enfant de la vieille Gaule, travailleur jeté sur la grève, nous vivons de souvenirs et par devoir ! A l'exemple de nos pères, nous voulons consacrer notre vie à la défense des libertés du monde, à la protection des faibles, au soulagement des misères. Nous veillons, sentinelle perdue, sur ce précieux héritage, sans nous effrayer du tonnerre qui gronde ou du feu follet qui passe, et tranquille en notre lit de justice, contre l'iniquité notre revendication est constante !

Nous pourrions, sans pâlir, coiffer le casque antique et ceindre l'épée vengeresse du vieux Gaulois ; mais pourquoi réveiller des souvenirs chéris ? Vingt siècles de civilisation romaine pèsent de leur lourde masse sur notre génération agioteuse et châtrée ; elle est satisfaite, résignée. Si nous demandons à la patrie une étincelle du feu sacré qui donne le génie à ses enfants, c'est parce que nous l'aimons comme notre mère nous apprit à l'aimer, pour elle-même jusqu'au sacrifice.

Nous pouvons souffrir sans nous plaindre, sans

nous décourager ; notre lutte est assez belle et suffit à notre ambition. En suivant la route que nous avons choisie, nous savons trouver bonheur et satisfaction dans la récompense que donne la conscience d'avoir fait un peu de bien, dans l'accomplissement d'un devoir qu'on s'est volontairement imposé. Aujourd'hui, bien moins qu'à l'époque de nos débuts, nous ne pouvons nous arrêter : poursuivons.

De l'abonnement.

L'abonnement était donc le premier résultat que nous cherchions à obtenir non comme mesure financière, il a ses avantages et de grands inconvénients , mais comme contrat engageant le client et le médecin à se prêter un appui réciproque, et à travailler simultanément à la conservation de la santé.

C'était pour le client la promesse de donner au médecin les moyens de veiller à sa santé, et pour celui-ci l'engagement de le faire ; c'était un devoir, puisqu'il y avait consentement libre, mutuel, et tendance au bien commun, tendance à un but défini et recherché avec une parfaite connaissance de cause. Comme mesure financière, c'était tout ce qu'il était possible d'obtenir en ce moment ; c'était suffisant pour arriver au résultat que nous avions marqué alors, à savoir : de visiter périodiquement nos clients, pour veiller à l'hygiène des familles.

L'engagement portait ceci :

« EXERCICE DE LA MÉDECINE.

« Nous avons pour but :

« 1º De prévenir les maladies en vulgarisant et
« en appliquant la science de l'hygiène;

« 2º D'assurer, au prix le plus minime, le traite-
« ment des malades et de leur procurer tous les
« moyens dont dispose la science, pour conserver ou
« rétablir la santé.

« En conséquence, pour assurer les soins du mé-
« decin, nous proposons le moyen suivant :

« Une famille versera . . . . . . 12 francs par an.

« Une personne seule 6   »   »

« La pharmacie et les opérations chirurgicales et
« l'accouchement seront l'objet de conventions spé-
« spéciales. »

Comme il est facile d'en juger par cet extrait,
nous avions bien marqué le but et l'objet que nous
nous proposions ; c'était le premier temps de l'opération.

Bien plus, sans rien changer à ces conditions,
nous avons abonné des *malades* ; nous avions presque réussi, mais pour faire mieux et améliorer le

service, il nous fallait des aides. Toutefois, en supposant que nous n'eussions pas eu de longues courses à faire, nous aurions pu suffire à la tâche.

Par l'abonnement, cotisation exigible et versée d'avance pour l'individu valide qui reçoit en échange un nombre de visites déterminé, par conséquent, l'équivalent de ce qu'il donne, on assure le service préventif. On groupe les capitaux, et, par cela même on diminue le prix de recouvrement ; en abonnant une famille, les visites s'adressent au groupe et non à l'individu ; nous diminuons ainsi les frais de courses, de telle sorte qu'avec un prix minime, tous les intérêts obtiennent satisfaction.

Le client trouve son avantage à payer peu et à n'être pas malade ; le médecin, à gagner suffisamment et à n'avoir pas de malades ; le problème est résolu. Quand tous les efforts convergent au même but, on ne peut manquer de l'atteindre, aussi complétement du moins qu'il est donné à l'espèce humaine de le faire.

Mutualité.

Pour assurer le service clinique à domicile, service plus coûteux et personnel, il est nécessaire d'employer un tout autre mode économique. Comme il peut y avoir une différence trop considérable entre les frais des diverses maladies, il convient de laisser à chacun en particulier le soin d'y pourvoir, sauf à en faciliter le paiement et à en assurer la destination.

Toute personne qui voudra jouir des avantages que peut *offrir ce nouveau mode, sans encourir le risque de payer plus que les frais*, c'est-à-dire qui voudra, en cas de maladie, être soignée au prix le plus minime, devra faire acte préalable d'adhésion, et prendre une action qui lui donne le titre de sociétaire, et, par suite, droit :

A. Aux visites préventives à domicile ;

B. Aux consultations médicales ;

C. Aux soins à domicile, toutes les fois qu'il sera mieux de les donner là ;

D. A l'admission à la maison de santé ;

E. Aux avantages que la société saura ménager pour abréger la convalescence, faciliter les voyages hygiéniques ou un séjour à la campagne, aux bains de mer et dans les différents établissements d'eaux thermales.

La dépense occasionnée par ces diverses pérégrinations, étant payée par la caisse centrale, deviendra minime pour le sociétaire, attendu que l'administration ou la commission sanitaire se sera préalablement entendue avec ces établissements pour obtenir les conditions les plus douces, et qu'elle ne pourra, en aucune façon, percevoir de bénéfices sur le prix convenu d'avance. Il sera donc ainsi permis à chaque adhérent d'établir son budget en conséquence, et de cotiser selon le besoin.

La caisse centrale régularisant la circulation des valeurs, l'administration veillant, d'une part, à la bonne préparation des instruments, aux logements et aux assortiments nécessaires au service, et de l'autre, rémunérant chaque médecin ou aide, en proportion du temps, de l'emploi et de l'utilité, ni le malade, ni le médecin n'auront à s'occuper de la question d'argent. Il y aura, dans toutes les opérations, dans tous les rapports, consentement préalable et contrôle facile, ce qui laissera, par conséquent, à chacun la liberté de se choisir ou de se séparer à volonté, sans que les intérêts en souffrent.

La question financière, dont le congrès médical n'a pas voulu s'occuper, se trouve résolue. En effet, d'un côté, les honoraires affectés aux divers emplois étant garantis par la caisse centrale, et proportionnés aux services rendus, le médecin, muni des instruments de travail et assuré d'être rémunéré avec équité, n'a plus qu'à se distinguer, en faisant tout pour le malade et pour la science.

D'un autre côté, l'adhérent, restant propriétaire des actions souscrites par lui, sera toujours en mesure de pourvoir aux dépenses qu'il aura faites dans les établissements sanitaires. Imaginons la mesure généralisée : chacun vote son budget et s'impose librement, volontairement ; l'individu use de sa cotisation proportionnellement à ses besoins, mais toujours dans un but connu et déterminé par lui-même : il reste propriétaire des sommes qu'il ne dépense pas. La perception de ce nouvel impôt ne coûte rien ; il suffit d'un grand livre pour régulariser les écritures et les finances.

Dans l'hypothèse de la généralisation de cette mesure, il n'y a aucune incertitude sur l'inexécution des contrats, et tous les intérêts sont sauvegardés par un mécanisme très simple. Voici comment : Supposons une cotisation de 100 francs, par exemple; la société délivre un bon de pareille somme qui peut servir de monnaie au besoin, et toute personne, adhérente ou non, reçoit, en échange de ce bon de traitement, les soins que réclamera son état de santé.

Si la somme dépensée est moindre que celle versée, le surplus reste à l'avoir du souscripteur; dans le cas contraire, il prend un engagement nouveau, et promet de rembourser sa dette par un sixième, un dixième, un vingtième, selon le cas. Son compte est débité par le crédit de la caisse centrale.

L'action, étant de 100 francs, peut se décomposer en coupons. Nous ne voulons pas arrêter les chiffres ici. Ces coupons, détachés d'un livre à souche et émis selon les besoins de la société, permettent l'accès des maisons de santé, et assurent les soins les plus intelligents de la médecine aux plus modestes fortunes.

Des paiements mensuels ou annuels n'obéreront pas les finances de celui qui aura contracté une dette, et la caisse sociale assurera la rentrée, sans grands frais, à celui qui aura crédité.

Les heureux du jour pourraient, dans l'intérêt de la santé publique, prendre pour 100,000 francs d'actions; le trésorier leur remettrait pareille somme en coupons, qu'ils pourraient distribuer selon leur bon plaisir; et tous les porteurs de coupons venant se faire inscrire seraient admis à recevoir les soins dès que leur abonnement à un médecin de leur choix aurait été visé par l'administration.

Nous laissons au client le choix de son médecin, et réciproquement, comme nous laissons au malade la responsabilité des frais à payer; mais nous facilitons le paiement par une véritable mutualité.

A prête à *B*, *B* prête à *A*; la caisse *C* reçoit les deux actions et les porte à l'avoir de chacun d'eux. *A* est malade et il dépense son action, plus celle de *B*; donc il doit une action à *B*.

C'est alors que la caisse intervient de nouveau, et dit :

D'une part, *A*, vous devez une action à *B*, vous pourrez la payer en tant de temps, à votre convenance, par petites sommes.

D'autre part, au médecin ou aux aides, j'ai à vous tenir compte des frais que *A* a occasionnés, je vous garantis la somme qu'il vous doit : ne vous occupez pas de vos honoraires.

La même opération se faisant à l'égard de *B*, la mutualité est directe, prévue; on sait *où vont les fonds*; Pierre ne paie pas pour Paul, mais il crédite Paul et réciproquement.

Dans les sociétés de secours mutuels, le médecin

et le malade indemnisés n'ont pas intérêt à ménager les deniers de l'association, et souvent on en use de telle sorte que l'administration est obligée de surveiller et de sévir, par voie d'amendes, de réprimandes, d'inspections, etc...... Frais et disputes inutiles qui cessent avec notre manière de procéder.

Une caisse étant fondée pour un arrondissement ou circonscription, ou pour un organisme, c'est-à-dire, une consultation, un dispensaire et une villa, rien n'est plus simple que de régulariser les finances destinées à soulager pauvres et riches, et comme individus et comme société.

Arrondissement *A* prête à arrondissement *B*, ou organisme *A* prête à organisme *B*, et la mutualité s'étend et se généralise de la même façon. *A* restant propriétaire, *B* remboursant par fractions minimes, on arrive ainsi à la généralisation la plus complète et la plus utile.

Il suffit de compter avec les groupes comme avec les unités, avec les sociétés comme avec les corporations ; dès qu'il y a réciprocité et propriété, par conséquent *individualité respectée,* tous les intérêts sont conservés et s'harmonisent avec une rigueur mathématique.

Les frais d'administration du personnel étant couverts, la société n'a pas à percevoir de bénéfices ni sur les appareils, ni sur les médicaments, ni sur le service proprement dit.

La santé et le service médical sont choses d'utilité publique. Dès que les craintes de non paiement et de non valeur cessent, il n'y a aucune autre assurance à prendre, aucun bénéfice à percevoir en sus du prix du service rendu.

D'ailleurs, comme providence générale, il suffirait de prélever un sixième, un huitième pour cent, sur les diverses caisses, de centraliser cet impôt, *dont l'assiette serait parfaite*, et de le destiner aux besoins extraordinaires, ou à réparer les accidents. Le système financier ainsi entendu serait complet; médecins et aides, administrateurs et employés auraient *la rémunération de leur travail assurée*, et, par suite, une retraite proportionnée aux services rendus.

Nous n'aurions pas le droit au travail, dans le sens absolu du mot; mais la liberté, la sécurité, dans l'exercice de nos fonctions, et la juste récompense du service utilement exigé.

Du reste, le médecin ne saurait manquer de clientèle, attendu que le service préventif seul suffirait pour occuper le corps médical tout entier.

Le praticien, dans l'état actuel des choses, n'a aucun indice pour choisir la localité où il peut exercer avantageusement, ou pour limiter le nombre de ses clients. Les motifs qui le guident sont étrangers au but qu'il devrait rechercher, à savoir : exercer son art dans *les meilleures conditions,* pour sauvegarder la santé publique. La mode détermine le choix d'un médecin, la renommée donne tout à l'un et laisse l'autre dans l'oubli, d'où il résulte une inégalité préjudiciable à tous les intérêts : l'un, par excès de travail, néglige ses malades ; l'autre, au contraire, oublic ce qu'il a appris ; et la société, qui pense avoir des médecins, en manque réellement ; il importe donc que le nombre des clients ou sociétaires, et les lieux d'exercice se déterminent d'avance et non au hasard, car le nombre des adhérents influe et sur le prix de la cotisation et sur la manière de soigner les malades.

Pour déclarer un atelier médical fondé, il faut s'assurer un chiffre minimum de sociétaires. En moyenne et en temps ordinaire, deux mille personnes cotisant pour se procurer un service sanitaire peuvent occuper un médecin et un pharmacien-médecin, lesquels s'adjoindraient des aides, selon les temps et les lieux.

Dans ces conditions, et en supposant la France entière adhérente à ce système, avec une cotisation de 2 francs par tête, et par an, nous croyons qu'il serait possible d'assurer à chaque famille l'usage de tout ce que le goût, l'art et la science peuvent rechercher dans l'hygiène et le traitement des maladies.

Ces chiffres ne peuvent se déterminer ici ; comme des commissions sanitaires seront chargées de régler les finances de chaque institut, nous laisserons ce chapitre.

D'ailleurs, si le propriétaire d'une action n'est pas malade, qu'il ne consomme pas sa réserve, elle crédite les autres abonnés, et les sommes versées servent à payer pour ceux qui ne peuvent le faire à première réquisition ; un terme étant fixé, il serait possible de rembourser la somme avancée, si le propriétaire l'exigeait.

De cette façon on peut cotiser indéfiniment, sans crainte de perdre, et s'arrêter quand on pense avoir assez prévu pour la dépense, en cas de maladie.

Il est bien entendu que la quotité du crédit accordé sera en raison de l'avance, du temps et de la position de la personne à créditer.

La question, si longtemps agitée, de savoir si les médecins doivent être rétribués par l'État est résolue. Dès que le médecin, simple mortel, ouvrier libre et indépendant, contracte avec son client, et réciproquement ; dès que l'administration fournit à tous deux les instruments dont ils ont besoin, à l'un pour être soigné, à l'autre pour exercer sa profession ; qu'elle facilite au premier le paiement des frais qu'il peut faire dans sa maladie, qu'elle assure au second la rémunération du service rendu, peu importe que la garantie vienne de l'État ou de la caisse particulière, s'il y a réciprocité et liberté dans le contrat.

Le médecin n'est pas fonctionnaire du gouvernement ou de la société, pas plus que serviteur de l'individu ; mais l'homme constamment occupé à veiller à la santé publique, l'homme de travail et de science, l'homme libre enfin !

Le médecin choisit ses clients comme cela se fait aujourd'hui ; il contracte comme bon lui semble ; car il stipule ses devoirs lui-même. Le nombre des clients, la nature des occupations limiteront naturellement le travail médical ; le niveau des études étant élevé, tous les médecins étant intéressés à n'avoir pas de malades, et travaillant d'ensemble, nous laissons à penser si les soins seront assidus et éclairés, s'il y aura de vrais et de bons praticiens.

La société, par la nature de sa fonction, sera en rapport avec tous les instituts sanitaires ; il est dans sa mission de procurer « au prix le plus minime, les moyens les plus convenables » pour conserver la santé. Le malade, l'abonné, pourront donc recevoir une part de la protection sociale, et cette protection, étant bien établie par le livret, s'étendra en tous les pays civilisés.

Chaque porteur d'action aura la faculté de se faire soigner, dans l'un quelconque des établissements sanitaires en rapport avec la société.

Ces établissements peuvent être particuliers ou publics, situés en France ou à l'étranger; appartenir ou non à la société. La caisse sociale, ayant à recevoir les fonds des actionnaires, devra payer les frais de chacun d'eux, en cas de maladie. D'avance, la société aura contracté et arrêté des tarifs basés sur le prix de revient, pour les soins qu'elle pourra réclamer des divers établissements sanitaires; véritable prime, dont elle saura faire jouir ceux qui apporteront leur concours à l'œuvre; de telle sorte que l'épargne faite en France pourra servir en Allemagne et réciproquement, et partout ailleurs, dès que les rapports seront établis!

Honoraires.

Les honoraires du médecin ou des aides doivent être réglés d'après le temps qu'ils entendent consacrer au travail social ; nous ne pouvons pas déterminer le taux qu'il convient d'affecter aux différents services, attendu qu'il doit varier selon des circonstances diverses et locales et impossibles à prévoir ; mais nous pouvons déterminer la base qui servira à établir la justice, dans la rémunération du travail.

Un médecin, dans l'état actuel des choses, dépense pour ses frais de nourriture, logement, entretien, une somme de 4,000 francs par an : soit par jour, environ 12 francs, c'est le *minimum*.

En outre, il doit pourvoir aux courses, instruments, en un mot, à tout ce qui est particulièrement inhérent à la fonction, à l'exercice. Ce chiffre peut présenter de grandes différences ; mais, si l'on compte sur un nombre de quinze à dix-huit cents personnes, moyenne ordinaire de la clientèle du médecin en France, on doit évaluer les frais, pour l'exercice proprement dit, à 3,000 francs par an : cette somme sera dépassée le plus souvent.

On ne peut exiger plus de douze heures de travail, tant à la maison qu'en courses : donc chaque heure coûte au médecin à peu près 1 fr. 50 c.

Une société qui occuperait tout le temps du médecin devrait le rétribuer d'après cette donnée et proportionnellement.

Toute transaction particulière établie dans le but d'arriver à régulariser la quotité des honoraires du médecin, doit se formuler ainsi :

1º Il faut supposer que la clientèle se compose de quinze à dix-huit cents personnes, ce qui représente environ vingt à vingt-cinq visites ou consultations par jour ;

2º Que pour faire ce travail pendant un an, il y a, en moyenne et au minimum, 6,000 francs de frais : d'où il suit que chaque visite coûte au médecin environ 1 franc.

Pour connaître le bénéfice qu'il convient de lui attribuer, on doit supposer trente ans d'exercice à parcourir, et lui accorder ses frais d'entretien personnel, à titre de retraite, pendant le même nombre d'années, soit en nombre rond, environ 100,000 fr., ou 5,000 francs de rente pendant trente ans, somme que le médecin *doit gagner* par son travail, pour être à l'abri de la misère pendant la vieillesse.

Pour y parvenir, on devra ajouter, au prix de chaque visite ou consultation, de 75 centimes à 1 franc, soit 50 centimes pour un nombre assez élevé et assuré, soit, un franc pour un nombre peu considérable et indéterminé.

L'usage a consacré ces chiffres, dont généralement on ne se donne pas la peine de trouver la raison d'être, et de reconnaître la légitimité de perception.

Le prix de la visite accidentelle se calculera d'après les résultats pratiques ; on sait qu'elle est fixée à 6 francs, parce qu'elle exige plus de temps et un déplacement immédiat qui interrompt nécessairement d'autres travaux.

Du reste, nous n'avons établi le taux de la visite que pour mieux faire comprendre comment le médecin est amené à déterminer le montant de son salaire. Pour nous, la base vraie est l'heure du travail : un médecin ne peut travailler moins de douze heures par jour : souvent c'est quinze, dix-huit heures qu'il emploie. Il passe des jours, des mois, des années pour étudier un phénomène, et procurer un peu de soulagement ou la guérison à un malade.

Tout cela ne s'évalue pas : prenons garde de nous

écarter de notre point de vue, de notre principe. Nous avons à protéger la santé, à guérir le mal ; voilà le problème. Il ne faudrait pas qu'une parcimonie mal comprise vînt nous détourner de ce but.

Sans doute, il faut en toute transaction une sage économie ; mais ici, la vraie, la seule, c'est de préserver sûrement, de guérir vite, et, pour cela, il est nécessaire de posséder les moyens de le faire. Se les procurer, c'est abréger la durée du mal, gagner du temps, chômer moins, et, par conséquent, économiser.

C'est en vue de ces résultats que nous voulons qu'il soit bien entendu que l'exercice de la médecine ne se borne pas à la visite, qui semble être tout aux yeux du client ; car, outre la course, il y a l'étude, les soins, la surveillance, qui ne se mesurent pas. C'est en cela que le vrai praticien se distingue : la question d'appointements n'est qu'un *moyen de parvenir à cette fin*.

Nous repoussons de toutes nos forces l'idée qui consiste à profiter du dévouement d'un homme, pour lui imposer des charges dites philanthropiques. L'erreur est au moins singulière : écraser celui qui doit nous aider, est de tout temps contradictoire. Aussi, quelle que soit la force du dévouement, la pratique l'use et l'éteint.

12.

Une institution qui repose sur ce dévouement ou sur cette exploitation périt alors que l'homme repousse le sacrifice ou ne veut plus s'immoler. Ni la société ne doit se montrer injuste envers l'individu, ni l'individu envers la société, il doit y avoir réciprocité et compensation.

C'est un devoir de donner toute sa vie, toute son âme à son art ; mais, en échange, ceux qui réclament des soins éclairés doivent rétribuer convenablement le service rendu.

Nous nous sommes appesanti sur ce point, car il est de la dernière importance de ramener les esprits à la vérité économique. « A chacun selon ses œuvres ; » tout le reste est affaire individuelle, et ne doit pas exister à l'état de réglement.

Faire la charité, exercer sa profession avec abnégation et fraternité, c'est tout un ; mais la pratique de ces hautes vertus appartient à l'homme, à l'être, et ne se calcule pas, ne se tarife pas, ne se chiffre pas !

Il convient donc de prendre le temps pour mesure, et l'heure de travail peut servir d'étalon. Puisqu'il est constant que chaque heure coûte de 1 franc à 1 franc 50 centimes au médecin qui apporte son industrie et les instruments nécessaires à l'exercice à domicile, il est aisé de régulariser ses honoraires, en ajoutant 50 centimes pour la retraite :

Douze heures. . . . .   24 fr.

Pendant trente ans. . 216,000 fr.

dont moitié pour les frais, le reste pour la retraite.

Dans notre organisme, il y a un autre calcul à faire : le médecin, étant pourvu des instruments qui lui sont essentiels, n'a plus à compter cette nature de dépense ; il rentre alors dans l'état normal. Simple travailleur, on ne peut lui demander qu'une tête calme, un esprit lucide et des soins affectueux pour ses malades.

Budget professionnel.

Nous proposons un budget type, que nous nommerons budget professionnel. Il est utile d'en arrêter les bases, pour traiter cette question à son vrai point de vue.

Pour le présenter, nous n'imaginerons pas que tout est à faire, ni que tout est parfait; nous prendrons les choses telles qu'elles existent, et nous calculerons en conséquence.

Comme un budget est sujet à révision et contrôle, nous n'avons pas la prétention d'établir un compte irréprochable ; mais nous nous servons des chiffres pour mieux fixer l'attention sur ce point. Car, à défaut d'un travail d'ensemble , si chaque membre du corps médical se rendait un compte exact de sa situation et de ses devoirs, on verrait les efforts individuels concourir au même but.

De nos jours, en l'an 1857, pour devenir médecin, il faut hériter ou recevoir une somme assez considérable, puisque le docteur passe par le collége et l'Académie, et qu'il doit, avant de prendre une première inscription, présenter les diplômes de bachelier èsletttres et ès-sciences physiques. Si nous ajoutons les frais de l'école professionnelle et de premier établissement, nous aurons pour l'apprentissage une somme de 30,000 francs, soit 1,000 francs par an, en moyenne.

Après l'apprentissage, vient le temps du travail. Cherchons quel est le salaire d'un médecin? quel est le produit qu'il donne? Ceci est inappréciable, il n'y a pas même de probabilité à établir. Ni la règle, ni le compas ne peuvent mesurer une action à la fois morale, intellectuelle, physique et économique. Comment peut-on évaluer les soins? Aussi, on ramène l'estimation du service à une *cote* : tel demande 50 fr. pour une visite; 1,000 francs ou 2,000 francs pour une opération qu'un autre fait pour 2 francs ou pour 100 francs.

Prendre une moyenne serait tout aussi peu concluant, il faut donc régler le prix des instruments de travail, et laisser à l'homme le mérite de faire mieux que son voisin, s'il veut mériter l'estime et la confiance générale.

Car, dès que l'on apprécie le talent en raison du prix de la visite, comme cela se fait vulgairement, à quelque point de vue qu'on se place, on va à l'absurde,

Toutes les fois que le médecin est ainsi tarifé, il se révolte et il a raison. Mais la révolte n'est que dans son cerveau; c'est en vain que sa dignité est blessée d'être ainsi méconnue; pour vivre, il ne faut pas moins prendre à Pierre pour enrichir Paul, afin de soigner Émile, qui n'a rien.

On marche au hasard, sans savoir sa route : tout se mélange, rien n'est connu. Enfer affreux! ignorance. Exploité à Paris, on va à Pékin ou à Londres pour réparer ses désastres; prendre aux Chinois pour rendre aux Français; ou, si l'on se contente du pain quotidien, on s'ôte les moyens de faire le bien. Rien, dans l'état actuel des choses, ne nous oblige à nous contenter de peu; au contraire, l'économie générale nous force à l'exploitation usuraire.

Nous estimons qu'un médecin peut travailler pendant trente ans, c'est-à-dire que nous comptons comme temps de virilité et d'activité, l'âge de trente à soixante ans. Il faut, pour le bon ordre, que, pendant cette période de travail, le médecin gagne et rembourse le prix de son apprentissage, pourvoie à sa retraite et vive de la vie d'homme.

Trente ans de travail ou un produit équivalent forment la dette sociale de l'individu, qui, en échange, reçoit les moyens d'apprendre, de travailler et de se reposer.

La règle reste la même si le travailleur produit plus en moins de temps : son avoir s'augmente ou l'heure du repos commence plus tôt, pourvu qu'il consomme et n'usure point.

Pour se tenir au courant de la science pendant la période active, le praticien a besoin d'acheter des livres, des collections et des instruments; il consacre à cet objet environ 1,000 francs par an, soit, pour trente ans, 30,000 francs.

Ajoutons, pour l'imprévu et le cas d'accident, une somme de 40,000 francs, se répartissant sur le temps d'apprentissage et d'exercice, ce qui porterait, par conséquent, l'instrument de travail du médecin à 100,000 francs.

Or, reçu en héritage ou gagné à la sueur du visage, nous estimons qu'il faut cette somme au praticien, à titre d'instrument de travail inhérent à sa profession, en tant qu'il vit dans la société du dix-neuvième siècle.

Les frais de ménage lui sont communs avec tous les autres mortels. Pourtant, il a besoin d'un logement plus vaste, d'un vêtement plus décent, d'une voiture : son travail est de jour et de nuit, point réglé.

Nous évaluons à 4,000 francs par an les frais d'entretien personnel attachés aux exigences de la clientèle, soit, pendant trente ans, 120,000 francs, qui rentrent dans les dépenses communes. Si nous ajoutons les 100,000 francs d'instruments professionnels, nous aurons un total de 220,000 francs, au passif du médecin.

Telle est, par suite, la somme qu'il doit gagner pour posséder ses instruments, se développer complétement, et être utile pendant trente ans. Celui qui exercerait plus longtemps pourrait calculer d'après les mêmes bases ; mais si l'on tient compte des études, des pertes de temps, des revers, des difficultés de toute nature, on trouve, au contraire, que peu d'hommes travaillent pendant trente ans, et surtout peu de médecins, attendu qu'ils meurent à la peine, et, qu'en les croquant, la mort leur fait grand honneur et grand soulagement.

Dans l'hypothèse où nous nous plaçons, la journée du médecin serait de 20 ou de 25 francs. Ce taux est le vrai ; car, si on a plus de frais à la ville pour l'entretien personnel, à la campagne il faut plus d'instruments, de livres, de moyens de correspondance ; de telle sorte que, tout étant ramené au point de vue de l'exercice de la médecine, il serait mieux que le médecin de campagne pût jouir des avantages qu'on trouve dans les grands centres, et qu'il eût à sa disposition des bibliothèques et des musées, sinon il faut qu'il y supplée ou qu'il vienne à la ville.

Il nous reste à prévoir le cas d'incapacité d'exercice survenant par des causes impossibles à déterminer d'avance, indépendantes de la volonté ou du milieu social, et la retraite en dernier lieu.

Aujourd'hui, le médecin qu'un accident ou une infirmité arrête au milieu de sa carrière rentre dans le cadre des indigents; si sa fortune particulière ne le met à l'abri du besoin, aucune institution ne le protége.

S'il existe des sociétés philanthropiques, qui, dans maintes circonstances, ont généreusement secouru de cruelles infortunes, elles sont loin de venir en aide à tous les invalides du corps médical, car ils sont nombreux, trop nombreux.

Nous ne voulons ni insister sur ce point délicat, ni signaler les victimes : elles sont muettes, et nous craindrions d'être indiscret; mais, pour peu qu'on réfléchisse aux difficultés qui accompagnent l'exercice de la médecine, on comprendra qu'il doit en être ainsi. L'opulence et la misère marchent côte à côte : l'habit noir les couvre toutes deux.

Est-il possible au praticien de s'assurer contre cette éventualité ? Évidemment. Il suffit d'augmenter la somme afférente à l'instrument de travail, et la retraite sera prévue pour tous les cas, pour tous les temps.

Prenons pour exemple la position la plus extrême : supposons un individu vivant sans travailler pendant cent ans : on pourrait lui accorder à titre de dot sociale ou de droit d'invalide, comme il plaira, une somme annuelle de 600 francs, ce qui porterait à 60,000 francs la consommation de toute sa vie. En ajoutant cette somme à notre budget professionnel, nous aurions, en travaillant trente ans, droit à tous les instruments de travail, à la vie, à la retraite; mais comme dans la pratique, il n'en serait jamais ainsi, ajoutons comme complément 40,000 francs, pour assurer la rente de la vieillesse.

Si nous joignons aux chiffres des instruments de travail et de la retraite, une somme de 120,000 francs destinée à la consommation et à l'échange, le médecin aura trouvé, pendant le cours de son existence, les choses nécessaires à l'exercice de sa profession, à la vie commune, aux frais ordinaires et extraordinaires, ce qui, au total, donne un budget de 260,000 francs.

Cette somme se décompose comme il suit :

1° Frais d'éducation jusqu'au doctorat, y compris ceux de premier établissement, livres et instruments, jusqu'à l'âge de trente ans. . . . .   30,000 fr.

2° Achat de livres, dépenses, pour
se tenir au courant de la science pendant trente ans d'exercice.   30,000

3° Frais de voyages, accidents tem-
poraires, voitures, pendant soixante
ans.   40,000

4° Vie commune, habitation, logement, exigences inhérentes à la posi-
tion sociale, à l'exercice.   120,000

5° Assurance commune à tout être
humain, lui permettant de vivre quand
il ne travaille plus, ou dot sociale. . .   40,000

Somme pareille. . . . . .   260,000 fr.

Maintenant, quelle part est la sienne, quelle part
appartient à la société où il puise les éléments de sa
raison d'être; que doit-il s'approprier, échanger ou
consommer ?

La société ou ses parents lui donnent 30,000 francs
pour l'apprentissage; c'est l'héritage social, il doit les
rembourser, afin que la génération future en profite
comme lui . . . .   30,000 fr.

Il doit produire, échanger, consom-

A reporter. . . . .   30,000 fr.

Report. . . . , 30,000 fr.

ıner pendant sa période d'activité, une
somme de 160,000 francs, qu'il restitue
par conséquent à la vie générale, ci. . . 160,000

Ensemble. . . . . 190,000 fr.

Ceci rendu à la société, il a droit au repos. Sa
dot de vieillesse est sa propriété ; elle lui reste, il en
jouit.

Elle se compose foncièrement :

1º Des instruments de travail acquis pendant
l'exercice. . . . . 30,000 fr.
2º De la dot sociale. 40,000

Ensemble. . . . . 70,000 fr.

A sa mort, la rente s'éteint et la caisse des retraites
en dispose en faveur d'un survivant, s'il y a lieu.

Les instruments de travail étant usés et presque
inutiles, il est bon de négliger cette somme.

D'où il résulte enfin qu'un médecin, sans autre
providence que la sienne, pour réaliser le type que
nous croyons le meilleur, devrait gagner 25 francs
par jour ; après trente ans, laisser à la société qui lui
aurait fourni son apprentissage. . . . . 30,000 fr.
A la société générale. 40,000

Il devrait économiser pour les instruments. . . . . 30,000 fr.

Consommer le reste. 160,000

Avec ce mouvement, sa vie serait assurée.

Dans l'hypothèse d'une providence complète, le médecin devrait tout son temps, tout son travail, toute sa vie. Dès qu'il aurait cette somme assurée, il n'a rien à demander à personne.

La société ou les clients ont intérêt à fournir les instruments, s'ils veulent diminuer les frais; car, si le médecin en a l'usufruit, il n'a plus qu'une modique somme de 100,000 francs à gagner pendant trente ans de travail, ce qui représente un gain annuel de 3 à 4,000 francs pour sa nourriture et son entretien personnel.

Donc, deux mille personnes cotisant, dans le but d'avoir les instruments nécessaires au service médical, auraient à payer, par an, environ 5,000 francs, soit, pour les soins du médecin, 2 fr. 50 cent. par personne; ajoutons pour l'imprévu 50 centimes, nous aurions un apport individuel de 3 francs, et au total une somme de 6,000 francs à demander pour les deux mille cotisants.

C'est le taux que nous avions proposé.

La pharmacie et les aides peuvent exiger à peu près autant; d'où il résulte qu'au moyen de cet impôt annuel de 6 francs, on peut, avec la plus grande facilité, doter un groupe de deux mille personnes d'un service médical complet.

Les frais, avec le temps ou avec un plus grand nombre de souscripteurs et d'aides, iraient en diminuant. La pratique nous a confirmé ces résultats, et, dès aujourd'hui, nous n'hésiterions pas à exercer la médecine dans ces conditions, pourvu qu'il nous fût permis de choisir nos clients, de les visiter à volonté, avant, pendant et après leurs maladies, afin de prévenir les plus graves et d'éviter les *courses inutiles*.

Mais, s'il nous était donné d'édifier un dispensaire, une villa et des maisons de santé, nous pourrions faire beaucoup mieux encore.

La protection ainsi entendue nous semble supérieure à celle que donne le privilége; elle est surtout plus *équitable* et plus facile à obtenir, plus sûre, enfin : nous la choisissons.

DU MÉDECIN.

Comment on juge le médecin.

Nous voudrions soulever le voile dont se couvre la mauvaise foi pour diriger ses attaques malveillantes, et faire connaître les préjugés dont se servent les ignorants pour se justifier. Nous sommes persuadé que c'est chose difficile et délicate que de s'attaquer aux préjugés, et que nous pouvons nous heurter à une barrière infranchissable. Cependant nous n'hésitons pas à passer en revue les principaux, les plus vulgaires, car les préjugés sont les fâcheux de la science.

Dire , par exemple, qu'il est possible de prévenir un mal par tel moyen ou par tel régime, semble une hérésie ; on nous répond : « que le mal est dans la nature, qu'il n'y a rien à faire » ; on répète que la médecine n'est bonne à rien. Ou encore, on oppose le docteur Tant pis à son confrère Tant mieux ; on se forme une opinion sans avoir réfléchi, et on se plaint, sans savoir si la plainte est fondée. Mais, avant de porter un jugement aussi difficile, il serait convable de se demander si l'on est apte à le rendre ; si c'est le médecin ou la science qui est en défaut, ou le juge lui-même. Nous pourrions rappeler à ces émérites qu'ils ne sont pas compétents, qu'on ne juge pas un homme, mais que ses actes seulement peuvent être appréciés et constatés, que l'intention n'est pas réputée pour le fait, et réciproquement ; et enfin, que pour être exigeant, il faut acquérir le droit de l'être.

La société, qui réclame des soins éclairés et la responsabilité des actes, dans l'exercice de la médecine, a-t-elle donné au praticien les moyens de s'instruire, y a-t-il un contrat qui l'oblige à s'occuper de la santé d'un client ? Les prescriptions sont-elles exécutées avec la méthode assignée par lui ? Si les obligations du client ne sont pas remplies, la plainte est nulle et non avenue.

Lorsqu'on *accuse son prochain, il faut entendre*

sa défense , et pour porter un jugement équitable, ce n'est pas trop de mettre les deux parties en présence. Cependant il n'en est rien, on classe les hommes à vol d'oiseau ; on a fait ainsi le grand et le petit médecin. Cette distinction ne devrait pas exister. L'officier de santé et le docteur peuvent s'entr'aider, avoir des spécialités, ou se confondre dans la pratique : le diplôme ne fait pas le médecin, pas plus que l'habit ne fait le moine.

Nous ne prétendons pas qu'il n'y ait pas des hommes plus instruits, plus capables que d'autres, ce serait tout aussi mal raisonner. On sait, en effet, que le grand médecin n'est devenu grand que par deux choses : le travail et l'instrument de travail. Celui-là seul qui a réuni cette double condition a pu se développer.

Un homme, quelque génie qu'on lui suppose d'ailleurs, ne peut devenir bon médecin sans faire de la clinique, sans suivre le traitement du commencement à la fin. Néanmoins, il faut distinguer l'homme consciencieux et le faiseur.

Le praticien qui se contente de visiter ses clients, *dans le seul but de les guérir,* qui formule simplement, dont la prescription se borne à dire : « Ne mangez pas ce mets, ne buvez pas ce liquide ; ne respirez pas cet air, il est impur ; dans un temps plus ou

moins long vous seriez empoisonnés », n'est pas toujours sûr d'être écouté : il n'y a là rien de difficile,
rien d'éclatant, c'est simple, vrai, et la renommée
ne raconte pas des choses aussi vulgaires.

Mais lorsque le médecin s'entoure d'un charlatanisme suffisant, qu'il calcule la faiblesse ou l'humeur
du patient, il obtient bientôt des résultats merveilleux : c'est un grand homme, il passe vite à la posté-
rité. Il lui suffit de frapper les yeux par des signes ou
des appareils nouveaux, d'inventer une homœopathie
ou une allopathie; le petit livre aidant, l'annonce
couronne l'œuvre, et le tour est fait !

On qualifie le médecin d'après les apparences,
et souvent d'après une idée préconçue, ou bien encore selon le besoin qu'on en a. Grand médecin, s'il
convient à Madame, homme incapable s'il a déplu
à un king-charles : le sordide intérêt est aussi dans
le concert, c'est presque l'archet régulateur, car
l'avarice et la concurrence vont jusqu'à lui supposer des défauts et des qualités, selon la mode et
l'opinion.

C'est un athée, dit Basile, ne le consultez pas, il
perdrait votre âme. — C'est un aristocrate, s'écrie le
plébéien, il est bourgeois, c'est mon ennemi ! — C'est
un jeune homme, il ne peut avoir l'expérience des
anciens, dit une vieille édentée, il faut que le méde-

cin soit âgé, répétera la sagesse des nations : pourtant l'âge ne prouve rien.

— Il me plaît, dit à son tour une jeune fille, son maintien est convenable, il a l'air doux, je le veux pour médecin. — Non, répond la mère, il est brusque et grossier : il a du talent, mais il est *fier*, il ne salue pas. Que faire d'un homme qui ne salue pas ?

Cette manière de juger est vulgaire ; est-il besoin de dire combien elle est fausse ? Mais de sa science, de son honnêteté, de son indépendance, choses qui doivent guider dans le choix d'un médecin, on ne s'en occupe pas.

Rouge ou blanc, athée ou déiste, quand on veut savoir si un ouvrier est bon, on le prend à l'essai. Au lieu de gloser sur l'inconnu, donnons-lui les moyens de se faire apprécier ; mettons-lui les instruments de travail en main, et nous pourrons choisir.

Donc, une ville, un village, un individu qui veut avoir un médecin, doit se l'attacher, en lui fournissant les moyens de faire de la médecine et il deviendra bon praticien. Celui qui habite la ville, parce qu'il aime la science et l'art, sait qu'il peut s'y procurer ce dont il a besoin pour satisfaire sa passion, donnons-lui ces mêmes avantages à la campagne, et nous verrons les choses prendre une autre face : nous aurons un grand médecin à notre disposition, tout près de nous, si nous faisons les choses convenablement.

N'oublions pas que l'amour de la science et de l'humanité sont les plus puissants motifs pour fixer un homme. Si l'artiste préfère la misère et la science dans la grande ville, c'est pour éviter la mort anticipée, la mort intellectuelle, qui résulte presque toujours de l'isolement ou du travail ingrat de la campagne.

Généralement, on ne se rend pas compte des peines qu'éprouve le médecin de campagne : livré à lui-même, il doit tout inventer. Privé d'aides intelligents, il faut qu'il se multiplie : nuit et jour, il est debout, à cheval. Le paysan le requiert avant le lever du soleil ou après la journée faite. Comment pourrait-il suffire à une tâche aussi rude, étudier et faire de la science ?

Dès la plus haute antiquité, les prêtres de tous pays ont su conquérir leurs instruments de travail : nourriture, entretien, église, en un mot, tout ce qui est nécessaire à l'exercice du culte et de leur état. Nulle autre profession n'est dotée pareillement : chaque village possède sa cure, chaque village pourrait avoir un médecin, ou tout au moins un aide intelligent, pourvu qu'il y trouve les moyens de s'instruire, de pratiquer et de vivre.

Position sociale du médecin.

La position sociale du médecin est à déterminer ; fort peu connue d'ailleurs, on la considère comme heureuse et brillante ; cependant qu'il se livre à l'enseignement ou à l'exercice de la médecine, sa vie est partagée par des peines sans nombre, que le devoir seul lui donne le courage de supporter. Aussi reste-t-il rivé à sa chaîne. Si la patience est un signe de force, il peut se flatter d'être très fort.

Néanmoins, qu'il s'agisse de l'enseignement, de l'exercice de la médecine, du médecin ou de la corporation médicale, nous le voyons plier et se contenter de la portion qu'on lui laisse.

Les vœux du corps médical, des comités d'hygiène, des sociétés scientifiques sont soumis à l'autorité, c'est-à-dire à la religion, à la famille : la santé vient après. Pourtant les plus grands législateurs furent des hygiénistes : Moïse, Mahomet, Lycurgue, nous ont tracé la route. Les religions elles-mêmes prescrivent la santé du corps avant celle de l'esprit, car l'une ne peut se développer sans l'autre.

Tandis que le public regarde le médecin comme un privilégié, — on ne voit que l'habit, la voiture et l'appartement, — dans le grand monde ou dans le monde politique, il ne trouve pas non plus sa place.

Qu'est-il donc ? Voyons les faits :

Le médecin travaille seul, sans dotation, à ses risques et périls, et n'est point privilégié : il rentre, par conséquent, dans la masse travailleuse ; ni la corporation, ni l'État ne le protégent, il n'est pas fonctionnaire public.

Quand il s'agit de légiférer, le soldat choisit un soldat, le prêtre, un prêtre, le financier, un financier, le rentier, un rentier ; mais les *hommes forts* ne songent pas qu'ils deviendront malades, ils ne choisissent pas des hommes qui peuvent s'occuper de leur santé, et le médecin qui reboute une fracture, lutte contre une épidémie, et ne voit, pour ainsi dire, que ses malades, n'est ni prêtre, ni banquier, ni rentier, comment serait-il représenté? Il ne peut l'être avant que le corps médical ait une existence, une constitution qui lui permette enfin de s'affirmer : aujourd'hui il semble préférer le *statu quo*, « il est sage, il ne fait pas parler de lui. »

Qui donc a osé dire que le médecin était indépen-

dant, qu'il avait une profession libérale ? Comme le
premier venu, il paie sa patente, et reste soumis à
des pouvoirs incompétents. Il serait bien temps, il
serait juste de reconnaître qu'il ne peut vivre heureux
dans cette position hybride : par sa fonction, il est
mêlé à tous les intérêts, il touche au palais et à la
chaumière : la nature des services qu'il rend ne peut
se déterminer.

Il serait équitable de considérer le médecin comme
un homme chargé de veiller sur la santé publique. La
santé est un bien assez précieux pour le placer au
rang des intérêts les plus chers : partant, celui qui
exerce la profession médicale doit être apprécié à ce
point de vue, il doit être classé parmi les hommes qui
consacrent leur vie au bien commun.

Quelques novateurs, songeant à remédier aux imperfections du service sanitaire et à améliorer la position sociale du médecin, voudraient le voir fonctionnaire du gouvernement : c'est peut-être d'un
sentiment louable ; mais ils n'ont pas suffisamment
réfléchi aux inconvénients graves qui résulteraient
nécessairement de l'adoption d'une pareille mesure.
Doter un pays d'un nombre infini d'employés, vingt
mille et plus pour la France, serait chose impraticable. Puis, la profession médicale ainsi constituée, il n'y
a plus de raisons pour que d'autres ne réclament pas

la même organisation : il en résulterait que la nation serait bientôt un État de fonctionnaires, ce qui est absurde.

Le gouvernement, dans l'état présent, conserve les choses faites, légalise les contrats, fait exécuter les lois, etc.; mais, en aucun cas, il ne peut suppléer à l'initiative individuelle, qui est la garantie du progrès dans le travail et la science. Il faudrait, pour qu'il en fût ainsi, le considérer comme une compagnie chargée de tout faire et de pourvoir à tout. Que le pouvoir ait ses médecins, rien à objecter à cela ; mais que la corporation médicale soit inféodée au corps politique, ce serait la dernière utopie gouvernementale. Nous avons tant vieilli que nous ne savons plus rien faire sans nous appuyer sur la béquille d'un gouvernement.

Pour rendre l'action du médecin constamment utile au bien public, il suffit de mettre à sa disposition les instruments de travail, et de le laisser libre : il n'ira pas au centre politique, mais à l'autorité scientifique, à l'institut.

Ce préjugé, qui veut que tout se rapporte au pouvoir, est tellement enraciné dans les esprits, qu'on flétrit un homme, parce qu'il professe telle ou telle opinion. On le recommande, parce qu'il porte une cravate blanche, parce qu'il appartient à telle coterie.

Ceux qui tiennent ce langage sont de pauvres niais ou des fourbes qui cherchent à tromper.

On n'a pas encore inventé les fièvres aristocratiques, démocratiques et sociales, mais peu s'en faut, on en parle à voix basse. Personne, espérons-le, n'osera prendre la responsabilité d'une telle invention, car le bon sens s'en alarmerait. Encore une fois, pour juger le médecin, voyons-le à l'œuvre.

En butte à maintes calomnies, il a besoin d'élever son œuvre à la hauteur de l'apostolat, s'il veut échapper aux mille peines qui l'assiégent. Respecté par les uns, objet de crainte pour les autres, il a pour ennemis nés les deux grandes forces dissolvantes des sociétés libres : l'esprit de caste et l'ignorantisme. Il est donc forcé de se défendre, la lutte est inévitable.

Sa vie est un combat perpétuel ; il faut qu'il vive en pleine corruption sans se contaminer, et, quand il a parcouru toute la série sociale, il reste seul avec sa science et ses livres pour consolateurs.

Il n'achève un labeur pénible que pour en commencer un plus pénible encore, et la seule récompense qu'il obtienne, c'est de faire un peu de bien. Quel enseignement, quelle histoire, quelle vie que celle de ces obscurs travailleurs inconnus du vulgaire, et que l'ignorance traite si légèrement et si méchamment.

Quelle que soit la position du médecin, il a besoin, pour exercer son art, de la plus grande liberté possible : en vain aura-t-il les instruments de travail, en vain aura-t-il la science ; sans la liberté, point de sincérité, point de sécurité.

Toutes les fois que, par la publicité, on ne peut contrôler les actes, ils peuvent être méconnus et devenir dangereux : on sait l'abus des influences. La pression, de quelque côté qu'elle vienne, ne fait que le gêner dans l'accomplissement de ses devoirs : l'honnête homme n'a pas besoin de mentor. C'est un devoir pour la société de lui ménager cette indépendance, et il doit se montrer lui-même jaloux de la conquérir ou de la conserver.

La question de liberté professionnelle ne saurait se déterminer comme on le fait généralement : politiquement parlant, nous avons dit que le médecin devait être au-dessus de l'esprit de parti, de système ; scientifiquement parlant, il doit se mettre au-dessus de l'esprit d'école et de doctrine : il faut, en définitive, puisque toute la science qu'il peut acquérir passe et se tamise à travers son cerveau, qu'il voie et touche et se rende compte par lui-même, sans s'inquiéter de la routine. Rien de plus mauvais qu'un esprit systématique.

Le scepticisme qu'on reproche au médecin est une

qualité dont il doit s'enorgueillir : que peut faire un homme qui arrive au lit du malade avec des idées *préconçues, arrêtées et systématiques*; qui, au lieu d'étudier le mal qu'il a sous les yeux et la formule qu'il va écrire, ouvre son livre ou sa mémoire et copie la prescription en même temps que le diagnostic ?

Autant vaudrait consulter une mécanique. C'est de la médecine politique, « tous pour un, un pour tous. » Le même brouet pour les Spartiates, la même pilule pour tous les malades : voilà où conduit la doctrine.

Assurément, il ne peut s'arrêter à ce doute prudent, il faut qu'il expérimente, qu'il arrive à la certitude, en se servant des moyens d'investigation qui lui donneront la connaissance la plus parfaite des phénomènes qu'il observe. Mais, s'il doit aller jusqu'à la certitude, son entendement doit être libre, lucide, dégagé des préjugés, afin que ses actes soient marqués au sceau de la sagesse et de la prudence.

La passion chez lui doit se réfléchir et devenir point d'appui ; une croyance à l'infaillibilité de sa méthode, de ses remèdes, serait la pire des choses, et s'il ne *réfléchissait continuellement*, jamais il n'arriverait à la science : il lui faut donc liberté de corps et d'esprit.

Nous avons néanmoins des croyants qui ne doutent de rien : ils sont infaillibles ; leur remède guérit tout. D'autres discutent éternellement un nom d'auteur, une classification, une opinion, Hippocrate dit oui, Galien dit non, et le malade meurt empoisonné.

Tandis qu'un observateur ne discute que ce qui est *discutable,* et uniquement pour arriver à l'expérimentation, à la science, c'est là son but ; pendant que l'un affirme, que l'autre nie, il réfléchit, groupe, classe, série et enregistre les faits soumis à son observation : Après les avoir coordonnés, il en déduit l'indication et la formule.

Nous passerons sous silence les remèdes secrets et les maladies secrètes : Les charlatans font fortune, jamais les badauds ne nous pardonneraient de leur avoir gâté leur idole. Tournons feuillet.

Devoirs du médecin.

Le jeune homme qui se propose d'étudier la médecine doit réfléchir mûrement avant d'entreprendre une œuvre aussi pénible. Il faut une volonté bien arrêtée et prévoir de loin les difficultés à surmonter pour arriver à bonne fin : Il ne faut pas commencer sans s'être assuré les moyens d'acquérir une instruction solide.

Chaque jour apporte une plainte qui révèle les déceptions de celui qui s'est engagé dans la carrière sans pouvoir aller jusqu'à la fin. C'est forfaire à l'honneur que d'agir aussi légèrement, et d'exercer la médecine avec si peu d'éléments de succès !

Il faut se souvenir que le médecin est chargé de diriger le traitement des maladies et de veiller à la santé publique ; qu'un jour la vie et les intérêts de ses semblables lui seront confiés ; qu'il doit prendre l'initiative de toutes les études qui peuvent concourir à l'amélioration des races et des types, des lieux et des choses, car, s'il est le gardien de la santé publique, la sentinelle qui veille, et non un guérisseur de maladies, il doit être compétent pour juger des améliorations à apporter au service sanitaire et capable de faire réussir une entreprise dirigée dans le but de perfectionner l'art de guérir et d'élever le niveau de la vie humaine.

Nous considérons le médecin comme un ouvrier type qui sait la théorie et la pratique de son art et qui ne l'exerce qu'en vue d'accomplir une mission, un devoir : sa fortune, sa vie, sa science, doivent résulter des services qu'il a rendus en travaillant au bien général.

Savoir oblige comme noblesse oblige, et celui qui fait de la profession médicale un métier est un misérable : il n'y a pas de fonction qui demande plus de distinction, de désintéressement et de délicatesse, car elle offre plus de facilité qu'aucune autre pour tromper la bonne foi, et pour se jouer des intérêts les plus chers.

Nous voyons, en murmurant tout bas, les études médicales insuffisantes, et l'exercice de la médecine abandonné au hasard, ou à peu près ; c'est mal.

Si les médecins veulent bien réellement acquérir les instruments de travail qui leur sont nécessaires, ils les obtiendront ; mais s'il leur convient de continuer les errements de la pratique ordinaire, de vouloir individuellement, s'ils se contentent de causer au coin du feu, après dîner, des peines du métier et des améliorations à apporter au service sanitaire, ils n'auront rien, et ce sera justice.

Pourtant, la santé publique ne peut se contenter des vœux et des intentions, il faut des actes : c'est un devoir d'aller jusqu'au bout, car un travail inachevé est presque inutile, et le temps qu'on y a consacré est un trésor gaspillé : c'est temps perdu.

Nous n'ignorons pas qu'il suffit de faire appel à la générosité, à la science du corps médical, pour en faire sortir de grandes choses ; mais nous savons aussi qu'il faut de l'ensemble dans l'exécution et de la persévérance dans les voies et moyens pour atteindre au but. Bon nombre de cœurs généreux ont échoué dans leurs entreprises, parce qu'ils n'y ont pas employé des forces suffisantes, parce qu'ils ont compté sur des sympathies d'un jour.

Ce qui manque le plus, c'est l'audace d'initiative ; nous craignons de faire, d'agir, de construire : là est l'erreur, là est le mal : il vaut mieux démolir dix fois un travail nouveau, que de rester dans une fausse route. Dès qu'il est constant et reconnu que l'exercice de la médecine est une mauvaise tendance, il n'y a pas à hésiter, l'indication est formelle, il faut changer de direction.

Si nous ne réalisons pas toutes nos espérances, du moins nous aurons accompli notre tâche, en étudiant les moyens à employer pour arriver à un résultat satisfaisant.

Nous aurons tracé une voie nouvelle, et si nos jalons sont battus par les vents, d'autres, plus forts et plus vaillants, rendront la route sûre et libre.

Échouer par ignorance serait impardonnable, puisque nous devons nous instruire d'abord, et que nous pouvons le faire ; mais si les moyens d'exécution nous manquent, notre conscience, quoique triste, sera tranquille ; car c'est à la société que cette partie du travail incombe.

Seul, un médecin ne saurait tout faire, il lui faut des aides.

DES AIDES.

DIFFICULTÉ D'ORDONNER UN TRAITEMENT. — LA FEMME PREMIER AIDE. —
LA FEMME EST PRÊTRESSE DE LA FAMILLE.

Difficulté d'ordonner un traitement.

Il est constant que le médecin ne peut tout faire par lui-même ; partant il doit s'assurer le concours, la collaboration d'aides intelligents et habitués au service clinique.

Pour obtenir la guérison complète, les soins sont souvent la chose principale : en vain le traitement serait-il bien ordonné, en vain le docteur formulerait-il avec talent, avec sagesse, si la prescription n'est pas suivie fidèlement, il n'y a rien de fait. Qu'il donne un conseil ou qu'il dirige le traitement d'une maladie, pour réussir, il doit instruire ses aides *lui-même* ; car l'exécution des ordonnances, chose si importante, étant laissée à des mains inhabiles ou inexpérimentées, on a fait le mal et non le bien ; trop souvent on le constate, les résultats obtenus sont diamétralement opposés à ceux que l'on poursuivait.

Le malade veut ou ne veut pas, les parents veulent ou ne veulent pas ; les amis, les bonnes femmes, les garde-malades, tout un monde, enfin, s'interpose et vient contre-balancer, détruire même toute l'économie du traitement. Le rôle du médecin n'est plus qu'accessoire dans la masse des détails, et, certes, sa responsabilité vis-à-vis du patient est facile à décliner, trop d'éléments divers interviennent ; en dernière analyse, il a donné un avis : voilà à quoi se borne très souvent sa fonction, il n'en peut mais !

Cependant, si l'on veut obtenir des résultats avantageux, il faut que tous ces éléments de discorde servent au contraire au but qu'on se propose : il est nécessaire de faire le bien avec le mal, l'ordre avec le désordre, la richesse avec les résidus ; pour cela il suffit d'imprimer au service une direction nouvelle et bien entendue.

Cette question est pressante ; car on ne fait pas de

la médecine avec une pilule et un vésicatoire, avec un peu de tisane et un peu de repos, en se faisant saigner aujourd'hui et purger demain. Il faut, au contraire, qu'il y ait de l'ensemble dans le traitement, que les moyens s'enchaînent et se succèdent, s'ordonnent, se formulent, d'après des indications successives.

Ce qu'on nomme la maladie est une chose vivante, *de la vie* : elle commence, se développe et se manifeste à notre observation par une série de phénomènes qui s'engendrent réciproquement, simultanément, selon la loi du travail créateur. La maladie est un fait aussi normal, aussi naturel que la pluie et la gelée. Quand on met son doigt au feu, on se brûle ; quand on respire un gaz méphitique, on s'empoisonne ; or, le poison qui s'infiltre dans nos organes ne les traverse pas sans suivre une route, sans loi, sans ordre ; il y a une marche uniforme au milieu du chaos apparent.

Cette loi maintient les rapports des phénomènes dans une dépendance constante : il y a des faits générateurs qui se renouvellent ou disparaissent, et dont il faut suivre la marche et tenir compte pour arriver à la guérison.

C'est une des choses les plus difficiles à obtenir, que l'ordre et l'ensemble dans le traitement.

Je peux manger, dit l'un, on me met à la diète. —

J'ai soif, dit l'autre, on m'empêche de boire. — Si un médecin ordonne la diète, ce n'est pas toujours parce que le malade ne pourrait supporter les aliments, c'est pour que le médicament agisse convenablement.

D'autres fois, il y a avantage à prescrire le contraire : ainsi, le fer mélangé aux aliments agit plus rapidement, il est plus facilement supporté par l'estomac des chlorotiques : c'est un fait vulgaire.

Avec la prescription, il y a la conséquence qu'il faut observer rigoureusement, sans quoi on se tue.

Nous insistons sur ce point, car, à l'hôpital, aux bureaux de bienfaisance, aux dispensaires ou autres instituts publics, il y a certaines garanties dans le choix du médecin et des aides ; mais dans la pratique des campagnes, dans celle des villes, où il n'y a que le médecin du commun des martyrs, et pas d'aides, pas de contrôle, dans ces petits coins où se retirent quelques familles pauvres ou peu riches, mais des plus honnêtes pourtant, il est juste et utile de porter la lumière et le secours.

La femme premier aide.

L'aide naturel, *le premier interne du service médical* dans la famille, c'est la femme. Pour prévenir ou soigner une maladie, pour consoler un inconsolable, il faut un ami, une amie, une sœur, une épouse, une mère. Dans la famille, la mère est la gardienne née de toutes les santés : c'est à elle qu'incombe le devoir, le bonheur de parer, de vêtir, d'orner le nid et les petits.

Nous n'avons pas besoin de rappeler que la femme est apte à remplir la fonction que nous lui assignons ici, car depuis des siècles l'expérience est faite.

L'abnégation de la sœur de charité et le dévouement de la mère ne laissent rien à désirer ; mais il est indispensable que les aides possèdent des notions plus exactes sur la manière de s'utiliser auprès des malades. Dans une famille, une ménagère sachant exécuter les ordonnances et panser les blessures, est un lot d'or pour la couvée : elle assure le succès à celui qui dirige le traitement et au malade la guérison.

L'initiation à la fonction d'aide peut se faire tout naturellement par les rapports fréquents, qui permettront au médecin de la famille d'enseigner aux personnes qui voudront se joindre à lui les préceptes d'hygiène, la manière d'administrer les médicaments et les aliments. Il aura ainsi un point d'appui dans chaque cœur dévoué au soulagement de cette misère morale ou physique, que nous nommons maladie.

Les aptitudes de la femme à exercer la médecine ont été discutées fort souvent, mais d'une façon si étrange, qu'on ne saurait s'arrêter à réfuter de pareilles billevesées. A ceux qui prétendent, *à priori*, que la femme peut pratiquer l'art de guérir, comme on le fait de nos jours, nous répondons : non; ce qu'il en sera plus tard, nous l'ignorons; mais, *toutes choses égales d'ailleurs*, nous pensons qu'elle ferait plus mal.

Il faut une force physique et morale à toute épreuve, il faut des études *terribles*, une expérience de tout et de toutes choses qui ne s'acquiert qu'au prix de la santé et de la vie. Comment pourrait-elle traverser la boue et la tempête, le noble et l'ignoble, et résister? Nous ne conseillerons pas cela à notre mère.

Mais que la femme soit le premier aide, qu'on lui confie une partie des soins, les plus délicats, les plus utiles, si l'on veut, nous sommes le premier à le demander. Un homme ne peut donner ces mille petits riens qui sont tout, et une femme ne peut se faire homme pour se rendre utile. Les deux conditions essentielles du traitement, les soins assidus et intelligents viennent à la fois et en même temps de l'homme et de la femme : ils ont besoin de ne pas se séparer ; ici, surtout, il y a du bien à faire.

Ce qui nous prouve l'aptitude de la femme à remplir cette mission, c'est que toujours elle apporte spontanément le premier secours. Orgueil, vanité, charité, force ou faiblesse, avec son cœur ou avec sa raison, peu importe le mobile ! Elle ne manque pas au devoir de soulager les malheureux.

N'est-ce pas elle qui donne la dernière goutte à l'agonisant ? Et tandis que sa voix l'appelle et le console, sa main essuie la sueur froide qui inonde le front du mourant. Jusqu'au dernier moment elle sait lutter, elle veut réveiller les morts !

Pour apprécier les qualités de la femme, il est nécessaire de l'étudier dans la vie réelle, de la voir en face des difficultés à vaincre, de constater les faits et ne pas la faire à notre image. Disons simplement : à la femme ce qu'elle fait bien, naturellement, sans contrainte, sans répugnance; à l'homme, ce qui est dans sa nature, ce que son idée lui suggère, ce qu'il fait avec art.

Sans doute les femmes remplissent leurs devoirs de mères, de filles, de sœurs, avec plus ou moins de distinction, mais le plus ordinairement elles n'y manquent que par des causes indépendantes de leur volonté. Elles le feraient mieux si elles étaient plus libres, si leur éducation n'était pas faussée par la mode qui les veut comtesses, marquises ou duchesses, *sages* ou *catins*, selon la fantaisie. On aime la hiérarchie ! La marquise a l'influence du marquis, la comtesse celle du comte : tout bourgeois veut une comtesse !

La femme qui, dans une société bien ordonnée, civilisée, devrait remplacer le prêtre, est, au contraire, très souvent un instrument pour l'intrigue et la corruption. L'amour a cédé la place à la luxure ! Messeigneurs, vous vous trompez de chemin : un peu d'amour vaut mieux que tous les oripeaux, et une sage continence donne plus de plaisir que la débauche. Elle laisse au moins à la vie cette force et cette fraîcheur que ni les parfums de l'Arabie, ni les bains de mer ne peuvent conserver, ne peuvent rendre à celui qui a enfreint les lois de la nature !

La femme est prêtresse de la famille.

Nous n'avons pas un mot pour faire comprendre
que la femme est à la fois la gardienne de la famille,
de la santé, que c'est à elle d'instruire les tout petits,
de les élever et d'en faire des hommes. Nous disons
qu'elle est prêtresse de la famille, car nous attachons
à ce titre l'idée de conservation et d'éducation. Le
prêtre ou la prêtresse nous semblent choisis pour être
les gardiens des grands principes : l'un et l'autre ont
pour mission de conserver les grandes et belles choses, et d'en instruire les petits. Par conséquent, sans
faire intervenir un ordre, une hiérarchie plus ou
moins sacrée, nous considérons la femme comme une
prêtresse, la nature l'a placée à ce rang.

Si nous étudions la femme en elle-même, sans tenir
compte des préjugés, nous la voyons veillant attentivement sur sa famille et sur la santé de ses enfants : c'est
là son élément. Elle a l'instinct du beau, du divin, de
l'idéal; pourquoi ne pas donner essor à ces beaux

sentiments, et ne pas lui laisser pratiquer la vertu comme elle la comprend ? Qu'elle s'affranchisse elle-même, par ses propres forces, par son initiative, et elle deviendra sage et libre; son esprit naturel aura chassé toutes les aberrations exotiques.

Pour former un cœur à la tendresse et au dévouement, à l'amitié, à l'honneur, qui ne voudrait une mère pour maître ? L'exemple, malheureusement trop rare à citer, des mères capables d'élever, d'instruire leurs enfants, de les suivre même au-delà de l'âge adulte, nous prouve suffisamment que les premiers éléments d'une bonne éducation doivent être recherchés dans les sentiments maternels. Le fils qui se souvient d'avoir été aimé par sa mère a un héritage qui lui suffit pour le guider dans la voie droite. Si la femme est le pivot de la famille, c'est à elle de la constituer, de la conserver, de la régénérer : c'est là sa mission, c'est là son devoir.

Nous n'avons nul besoin d'insister sur ce point : autant que nous, les mères veulent de beaux fils ; mais la beauté que nous recherchons, que nous apprécions, consiste principalement dans la santé, la vigueur et la souplesse, tandis que, généralement, on préfère le petit chérubin, un pied mignon, une main potelée. « C'est petit, c'est joli, » est passé en proverbe. Pour la forme on néglige la constitution : les précautions hygiéniques sont mises de côté pour des motifs futiles, et les convenances sociales l'emportent sur la nature. Nous voyons les enfants transformés en petits princes, en grands capitaines ; la petite fille joue à la grande dame, s'étudie à la coquetterie, et le chiffon passe avant la bonne santé. Nous serions charmé de faire comprendre à nos trop belles dames que le mariage n'est une bonne chose et ne rend les époux heureux que lorsqu'il donne de robustes enfants, capables de devenir des hommes accomplis.

Vienne enfin le jour où la femme, ayant une conscience plus nette de sa mission, pourra prendre possession entière de sa fonction, et nous la verrons grandir et cesser d'être la propriété de l'homme. Destinée à être mère, tout le reste n'est qu'accessoire et complémentaire de ce rôle principal. Nous n'excluons, assurément, aucune des qualités qui peuvent lui être attribuées, soit pendant la jeunesse, qui est son temps d'*apprentissage*, soit pendant *la virilité*, époque où elle doit être en possession d'elle-même, et non en puissance de mari.

Au résumé, la femme a une enfance d'ange, une jeunesse de gaîté et d'amour, un âge de mère et de sacrifice, une vie de prêtresse, de sainte. Poésie, amour, sainteté, voilà la femme !

L'homme a une enfance de lutin, une jeunesse d'orages et d'amitiés, une virilité de travail, une vie de devoir.

Dans le monde des idées, l'homme et la femme ne font qu'un, tous deux concourent à la conservation de l'espèce par une action réciproque ; mais, comme individus, ils continuent, à des titres différents, l'ordre de la création ; ils ne peuvent se substituer l'un à l'autre, mais ils doivent *se sérier*, s'entr'aider l'un et l'autre.

Chez la femme, nous retrouvons le commencement et la fin, l'instinct et le sublime, le sentiment ; c'est le principe, l'élément pivotal. Chez l'homme, nous voyons l'artiste, le manœuvre, le chercheur qui forme et déforme, pour arriver au but marqué ; il réalise le sentiment, la pensée que la mère a mise en lui.

Et de même que la mère couvait l'enfant dans son sein, dans son amour pour le façonner à la vie, de même la femme, devenue épouse, retrouve dans l'homme l'étincelle qui l'électrise et lui fait enfanter des prodiges. Enfin, devenue l'ange gardien du feu sacré, vestale de la famille, elle complète l'homme, développe son génie, et le rajeunit en lui donnant de beaux fils. Heureuse la femme qui, comprenant sa mission et sa destinée, prend possession d'un homme, et heureux l'homme possédé par une femme ; il sera un homme de génie et sa compagne une sainte, car cette possession se fait par l'amour ennobli, épuré par l'ascétisme du travail.

Aimez donc, mesdames, et si vous voulez être grandes, quittez la route battue ; aimez sincèrement, n'obéissez pas aux préjugés, ne vous trompez pas vous-mêmes. Veillez sur nous, sur notre santé ; faites-nous beaux. Demandez-nous travail, talent, force, science et génie, vous serez obéies : nous n'aurons plus qu'à vous servir.

Ce n'est que par l'amour naturel, pur, sincère et *chaste*, qu'on peut se *reconstituer* et reconstituer la famille ; de nos jours le mariage seul reste impuissant : il est à peine un contrat social qui légitime les vices de la plupart de ceux qui ne voient dans un mariage que le moyen de s'enrichir.

Il y a assez longtemps qu'on s'occupe des bêtes et de la matière, de la production à bon marché, songeons un peu à l'esprit, à l'intelligence ; façonnons nos organes pour conserver ou augmenter nos facultés.

Il nous reste à parler des agents secondaires du service ; mais il est aisé de comprendre qu'avec un aide dans le pharmacien et dans la mère de famille, les autres se grouperont sans peine et leur éducation sera facile ; initiés selon le besoin et les circonstances, le dispensaire y pourvoira. Nous n'entrerons donc pas dans le détail pratique.

Du client. — Ses devoirs.

La tâche imposée au médecin est immense; elle ne serait qu'imparfaitement remplie, si, de leur côté, ceux qui ont recours à son ministère ne l'aidaient dans l'accomplissement de son œuvre. Celui qui dirige le traitement ne saurait réussir, s'il ne trouve amitié, bonne volonté, prévoyance chez son client. Les bons clients font les bons praticiens, et réciproquement.

Petits ou grands, faibles ou forts, riches ou pauvres, travailleurs ou oisifs, chacun veut avoir un médecin, sauf à s'en servir ou non, à profiter de ses avis ou à ne pas les suivre; mais chacun désire l'avoir au besoin : c'est chose d'ordre. Or, qui veut la fin veut les moyens. Si tous cherchent un conseil intelligent, un secours prompt et efficace en cas d'accident, et des soins assidus pendant la maladie, il faut, de toute nécessité, que le client agisse de concert avec celui qu'il a choisi pour le guérir; car, sans cette sage entente, les rapports ne peuvent se régulariser, et, de part et d'autre, on se crée des difficultés, faute de prévoyance.

Celui qui sait s'occuper de sa santé fait acte d'utilité générale ; car, autrement, il porte presque infailliblement le mal chez son voisin. Personne n'ignore combien les maladies dites secrètes occasionnent de ravages dans la famille : des soins donnés à temps, une visite préventive chez *l'un et l'autre sexe*, préviendraient le mal, qui souvent empoisonne la vie des plus innocents, victimes quand même de la négligence des autres. Donc, il est d'intérêt, de rigueur absolue de se soigner, c'est un devoir social. Comme le médecin ne peut être partout, c'est aux personnes qui attachent quelque importance à leur conservation et à celle de leurs proches, de vouloir sincèrement et résolument se procurer les moyens de sauvegarder leur santé.

Les rapports du médecin et du client sont, dans l'état actuel des choses, si divers, qu'il est impossible et même inutile d'en relater les formes. Ces rapports se déterminent par les institutions, par les mœurs, les usages de chaque pays, et aussi selon l'idée que chacun se forme sur la médecine et les médecins. Il convient de les régulariser, de les ramener à un type commun, et de ne plus marcher au hasard. Nous y arriverons facilement en les simplifiant, en les faisant converger à l'unité par la liberté et la réciprocité, après quoi nous les codifierons.

Mais ce code, nous ne l'improviserons pas ; nous le voulons vivant comme l'humaine espèce, fait par elle, selon le temps, les lieux et le besoin des individus.

Afin de nous assurer la coopération intelligente, éclairée, des parties intéressées, afin d'ôter tout moyen de domination, de suprématie, à la caste ou à la corporation ; afin de sauvegarder l'égalité dans les rapports, nous laisserons à chacun le soin de formuler ses devoirs.

Le contrat, *librement consenti entre égaux*, est le seul vrai ; et, lorsque le contrôle de la publicité a, pour ainsi dire, consacré des conventions, celles-ci ont force de loi pour les parties contractantes.

Livre de santé.

Le client et le médecin doivent déterminer eux-mêmes leurs rapports, au moyen d'un contrat librement consenti de part et d'autre. S'il faut une sanction, l'un et l'autre peuvent l'exiger ; mais en aucun cas, à moins qu'il n'y ait engagement réciproque, le médecin ne peut être obligé de soigner un malade donné par une administration, et, réciproquement, il ne doit pas s'imposer au malade.

Pour exécuter la loi que nous inscrivons ici, pour formuler des règles sages, il nous faut un *livre d'or,* où nous inscrirons notre travail de chaque jour, et de ce livre sortira la vraie législation.

Le livre de santé, nom que nous donnons à notre mémento, dira l'histoire du patient et de l'homme sain, de l'infirme et du vigoureux, de l'enfant et de la mère, du père et du fils. Les annales de la santé de chacun y seront consignées, et chaque prescription ou modification importante y étant inscrite, nous aurons ainsi le tableau complet de la vie des individus.

Puisqu'il ne peut y avoir d'autres intermédiaires entre le client et le médecin que la science de l'un et les bons procédés de l'autre, tous deux utiliseront ce nouveau mode de garantie réciproque. Dans l'intérêt de sa santé, le client est obligé de donner des renseignements positifs ; en les consignant sur son livre, il y parviendra sans peine, et il laissera au médecin des documents précieux pour l'aider dans la recherche des causes des maladies. De son côté, le praticien, en y relatant ses observations et ses ordonnances, fait de la science, formule avec précision et guérit. Tous deux contrôlent leurs actes et agissent avec connaissance de cause.

Ce livre sera un puissant moyen de vulgariser les connaissances hygiéniques et médicales, et d'en assurer l'utilité. Véritable journal du doit et avoir de la santé, de la vie, il suppléera à tous les petits livres de médecine populaire dits à la portée de tout le monde.

L'introduction, dans la pratique médicale, d'un livre de santé appartenant à l'individu, est le moyen direct, efficace par excellence de régulariser les rapports du client et du médecin. Conservateur des ordonnances, des prescriptions hygiéniques convenables à chaque individu, et formulées selon l'âge et la constitution du client, rien n'y manquera, pour peu qu'on le veuille bien, pour qu'il devienne le guide du malade et des médecins.

Chose étrange! on donne un livret pour y noter des cotisations; pourquoi ne pas y porter les faits importants relatifs à la conservation de la santé? Pourquoi n'aurait-on pas un livre de santé, comme on a un livre de travail? Assurément, rien de plus simple à concevoir et de plus facile à exécuter.

Le livre de santé, dans l'enseignement et l'exercice de la médecine, jouera un rôle d'une importance incalculable : il permettra au grand et au petit médecin de faire de la science. Leurs observations y étant consignées seront, pour ainsi dire, prises en commun, et chacun d'eux saura les utiliser et profiter de l'enseignement qui résultera de la comparaison des méthodes de traitement. Le livre de santé ramène tout l'exercice de la médecine à l'unité, puisqu'un malade, avec son carnet en règle, peut faire le tour du monde, et, à son retour, on verra comment il a été soigné et par quelles phases il a passé pour améliorer sa constitution.

S'il revient des eaux, par exemple, le médecin ordinaire saura positivement, scientifiquement, si nous pouvons nous exprimer ainsi, la position de son client.

Nous ouvrons ainsi la route à la liberté d'exercice et d'enseignement tant désirée et toujours recherchée ;

car, avec *un contrôle incessant*, on comprendra sans peine qu'on puisse même entendre le conseil de sa portière sans inconvénient. Le diplôme, on le sait, n'a pas la vertu de donner de la science, mais il n'en ôte pas non plus; par conséquent, il suffit de donner sécurité et garantie dans l'exercice, pour faire cesser toutes les disputes. Il ne faut que mettre les actes au *grand jour*, et l'ignorance diplômée ou non sera mise de côté.

La loi sur la police sanitaire exige un diplôme, comme preuve de capacité ; mais elle n'a jamais empêché aucun rebouteur d'exercer ; la garantie est illusoire ; qu'on demande le contrôle et la publicité des actes, elle sera efficace. Le diplôme ne sert qu'à prouver qu'on s'est assis sur les bancs de l'école et qu'on a pris des grades universitaires.

La médecine pratique comparée se fera sans peine, puisqu'il suffira de lire attentivement l'histoire des malades, pour se rendre un compte exact de leur position. Ce travail pouvant se faire à la maison, abrégera d'autant la durée de la visite, et facilitera les études du médecin. Trop souvent, hélas ! il est obligé, pour obtenir un renseignement positif, de perdre un temps précieux en vains discours.

On constatera enfin que la science médicale ressort entièrement de la pratique générale , que tous et chacun concourent à sa formation ; que ni la science, ni l'art, ni les mœurs, ni la philosophie, ne lui sont étrangers. C'est pour nous une proposition démontrée, mais que le carnet rendra évidente.

La médecine, comme tout autre être, comme toute autre création, naît et vit d'une vie générale. D'abord, à l'état chaotique, elle se dégage peu à peu et se spécialise de plus en plus, puis elle va à l'infiniment petit. Remarquons bien que cet état est *de tous les jours, de toutes les minutes ;* si la vie générale ou la science générale est plus large, plus grande, la médecine sera aussi plus savante. Nous sommes tous obligés, intéressés à la faire grande et belle, et cela dépend autant *du client que du médecin,* de la société que des institutions; nous désirons qu'on le remarque avec nous.

Il appartient au médecin de dégager l'inconnue et de mettre les autres sciences au service de son art, pour y puiser des moyens de guérir, car ce qui doit le distinguer, ce n'est pas la qualification vulgaire qui le désigne sous le nom d'homœopathe ou d'allopathe! Qu'il traite ses malades à la prussienne ou à la cracovienne, là n'est pas le mérite : tout cela est vain parlage ou charlatanerie bonne pour en imposer aux niais. A vrai dire, les clients n'y connaissent rien, ils vont plutôt à leur fantaisie que guidés par des renseignements certains. Peu importe le système, pourvu qu'il guérisse : c'est la seule chose qui doit préoccuper, et dont il faut s'assurer par des preuves irréfragables. Ce qui constitue le vrai praticien, c'est qu'homme instruit, intelligent et bon observateur, il vient près du patient, sans parti pris, qu'il le voit, l'interroge et l'examine de haut en bas, en tous sens, dans son passé, dans le présent, dans toute sa vie ; qu'il ne le quitte pas sans se rendre un compte exact de la situation ; qu'il s'entoure scrupuleusement de tout ce qui lui est nécessaire pour asseoir son jugement et formuler convenablement.

Ce travail consciencieux, fait par le médecin digne de ce nom, étant inscrit au livre de santé, fournira la preuve de capacité que chacun recherche à sa façon ; les personnes les moins compétentes en la matière auront un guide qui leur permettra de faire un choix libre, intelligent et éclairé, chose impossible avec les us et coutumes en vigueur. Si le diplôme prouve que l'impétrant a satisfait aux exigences universitaires, le livre de santé démontrera la capacité du praticien. Perpétuellement et instantanément, le charlatanisme pourra être démasqué, contrôlé, puisque le client n'aura qu'à publier ce que le médecin aura signé.

Le livre que l'auteur n'aura pas fait ne sera plus un titre volé, car on trouverait bien vite le défaut de la cuirasse. A cause du contrôle incessant, il sera obligé de travailler, s'il ne veut perdre sa clientèle.

La vulgarisation de la science sera d'autant plus efficace que grands et petits médecins pourront s'instruire mutuellement et simultanément, non plus par des mots jetés au hasard, mais par des faits historiques : il n'y aura plus de mystère dans les globules, les pilules, les robs et les pâtes, chacun pourra s'assurer que le plus souvent la forme seule est changée ; le fonds reste le même.

Le médecin étant tenu de motiver son diagnostic, son pronostic, son traitement, sa formule, dira pourquoi il donne la préférence à une méthode plutôt qu'à telle autre, pourquoi il prône la rhubarbe ou le séné : le remède secret disparaîtra.

La moralisation des actes se fera par la publicité; chacun y trouvera son œuvre, sa part. Un enseignement mutuel s'établira ainsi entre tous les médecins et tous les clients, entre tous ceux qui ont intérêt à savoir ce qu'ils font.

Parce qu'on a une hydropisie, il ne faut pas nécessairement se purger; parce qu'on a du sang dans les veines, il ne faut pas nécessairement en ôter ; parce qu'on a un mauvais médecin, on ne doit pas dire que la médecine n'est bonne à rien; non plus qu'un bon médecin guérira tous les malades ; il y a des limites que ni l'art ni la science ne peuvent dépasser, et toutes ces choses pourront être dites et écrites en temps opportun ; quel enseignement !

Celui qui guérit, *pour le monde,* n'est pas toujours celui qui a le plus de motifs de s'attribuer le mérite de la cure ; souvent le temps et la nature avaient fait le chemin. Si l'impatience a gâté le traitement bien ordonné, le pauvre praticien qui a eu la peine, pourra revendiquer ses droits à la couronne que l'on décerne souvent à l'homme en renom qui est venu le dernier.

La plupart des malades impatients voltigent d'un médecin à l'autre, pour aboutir à l'empirique, qui n'a plus qu'une purgation à donner pour en finir.

Le livre de santé, racontant toutes les pérégrinations plus ou moins aventureuses de ces maniaques, laissera une consultation écrite et facile à discuter : aucune fraude ne sera plus possible ; le bon vouloir et l'exactitude aidant, si clients ou médecins se sont trompés, ils n'auront qu'à se rendre justice, ils l'auront voulu.

Dans l'état actuel des rapports économiques, il y a un antagonisme fatal entre la bourse du malade et le service du médecin, et quelquefois il y a impossibilité de part et d'autre de régler le différend. Le client, souvent, ne peut payer, et le médecin donner ses soins sans être payé. Au moyen du carnet, on régularise les finances comme les autres rapports, soit par un abonnement pris à l'avance, soit par une assurance bilatérale; l'un s'assure les soins, l'autre le paiement. De telle sorte que rien, sous ce point de vue quelquefois le plus délicat, ne troublera désormais la fonction médicale.

Le nombre des visites, des consultations, leur prix étant déterminé d'avance par l'administration et payé par elle, ni le médecin, ni le client n'auront à s'occuper de ce soin ; le carnet donnera l'emploi des deniers; nous demandons s'il est possible d'avoir plus de garanties !

Enfin, le livret délivré à chaque abonné renfermera une série de questions auxquelles le médecin répondra; les droits et devoirs du client et du médecin, la loi sur l'exercice de la médecine pourront y être consignés : les prescriptions hygiéniques générales et celles s'appliquant à la constitution ou à la profession de l'individu y trouveront également un chapitre.

Il nous semble impossible que la médecine préventive ainsi armée ne montre pas sa puissance, et que les mesures prises par la police sanitaire ne reçoivent pas enfin une entière exécution.

Nous passerons sous silence les résultats heureux qui découleront de l'emploi du livre de santé dans les différentes phases critiques de la vie, tant pour l'enfance et ses jeux, que pour l'âge adulte et ses travaux. Nous ne parlerons pas non plus de l'influence favorable qu'il exercerait sur les mœurs ou sur les rapports matrimoniaux.

Résumons-nous, en disant : Quand les enfants sont bien portants, intelligents, la famille est assez riche. La richesse et le bonheur résident dans la santé, la beauté et le travail.

De l'amélioration des constitutions.

Les préceptes d'hygiène sont formulés dans une grande quantité de gros et de petits livres ; le nombre en est immense. Chacun sait plus ou moins se prémunir des dangers inhérents à ses occupations : c'est là un fait bien établi, et il semblerait qu'il ne reste rien à faire pour améliorer les conditions hygiéniques des hommes et des choses.

Néanmoins, regardons attentivement dans la vie pratique, et constatons les résultats qu'elle fournit au point de vue de la santé. Lorsqu'un beau jour de dimanche laisse sortir du laboratoire la masse travailleuse, malgré le *débarbouillement* général qui se fait pour la promenade, on est frappé de l'étiolement de la population ; si on se livre à un examen quelque peu minutieux de la constitution des personnes qui passent leur vie dans les ateliers ou dans leur chambre de travail, on reste étonné et pris de pitié !

Le beau monde ne se mêle point à cette foule, qui sort rarement et semble ne rechercher le soleil que pour montrer un tempérament extra-lymphatique, scrofuleux, et des constitutions ou débilitées ou rachitiques. Les attitudes de ces êtres sont si étranges, qu'on serait tenté de croire que cette masse a été déformée à dessein : les boiteux, les bossus, les goutteux, les poitrinaires, les faces pâles et amaigries, les seins taris ou qui n'ont pu se développer, se remarquent par groupes et semblent se multiplier pour l'œil exercé à deviner sous le vêtement.

Si l'on pénetre plus avant, dans l'intérieur même de la famille, si, comme médecin, on est appelé à donner des soins à ces mêmes personnes, on n'ose, on ne peut plus tracer le tableau du rabougrissement, tant il est hideux, désolé : nous ne retrouvons plus une belle figure, plus de type, et avec cela plus de caractère, plus d'idées ! On dirait des êtres qui tiennent de tous les animaux ; on remarque des ressemblances non avec la figure des dieux, mais avec celle des êtres inférieurs.

Ni la population des hôpitaux, ni celle qui compose les classes riches ne présentent le même monde à observer : dans les hôpitaux on rencontre des constitutions plus variées, plus robustes ; les ouvriers venus de la province ou de l'étranger conservent une force très appréciable. Les personnes riches, par les soins qu'elles se procurent, échappent en partie à ces défectuosités ; mais les milliers de petites familles qui composent la masse ne sont comparables à aucune autre : ici l'art ne cache pas la plaie. De pâles jeunes filles, des vieillards de trente ans, des enfants plus pâles et plus vieux encore, conduits par un père qui semble étonné de se mouvoir, ou par une mère qui ne vit plus que par la force nerveuse, par habitude.

Dans les villes, cette population travaille ordinairement à l'établi, en chambre, à l'atelier; elle est au service des marchands de vin, des petits cabarets; elle habite les passages, les petites rues, travaille beaucoup sans manger et sans sortir, sans changer d'atmosphère, respire presque constamment un air vicié et confiné, et se couche enfin dans les chambrées ou dans des bouges infects. C'est la petite famille qui n'a de ressources que dans son travail et se suffit à elle-même; c'est cette masse flottante qui vient à Paris, par exemple, pour y faire fortune, qui commence par la vente au panier et finit par louer une petite boutique. Placée entre la classe pauvre et la moyenne, elle reste inaperçue, nul n'en prend souci : on s'occupe de l'indigent, du demi-monde, du non-monde, mais celui-là est complétement oublié dans les décrets sanitaires.

Les ouvriers qui travaillent dans les grands établissements, ceux employés aux travaux publics, ceux qui ont de bons patrons, se séparent et se reconnaissent aisément. Protégés par leur jeunesse, forts, robustes, gais et francs lurons, ils résistent aux influences fâcheuses, et, tant que le travail ne manque pas, ils se rient des préceptes d'hygiène.

Nous devons pourtant fixer notre attention sur le groupe que nous avons essayé de déterminer, car il nous semble être la source principale des maladies endémiques. Ce germe délétère s'étend peu à peu, et, se combinant avec les éléments d'insalubrité qui viennent d'autre part, se change en foyer épidémique, véritable marais humain qui fermente à certaines époques et nous empoisonne, quelque vivaces que nous soyons d'ailleurs.

Quelle que soit la vigilance de la police sanitaire, quelles que soient les améliorations qu'apporte le perfectionnement des voies circulatoires, l'assainissement de certaines rues, rien ne peut conjurer ce mal : chaque individu le porte en soi, avec soi; il est là, il végète, vit et se propage; il faut donc remonter à la source, s'adresser à l'individu lui-même, à sa constitution intime, attendu que les mesures générales restent ici sans effet.

Les petites familles de la campagne sont plus malheureuses encore, et, dans certaines localités, c'est par centaines qu'on peut compter les infirmités causées par l'imprévoyance de l'individu qui ne sait pas se soigner, dont la constitution mauvaise se marie avec une plus mauvaise encore, et nous amène en fin de compte les épidémies vengeresses.

Les logements insalubres, la vie frugale, plus que frugale, dont se contentent douze millions de ceux qui habitent les villages peu considérables et les hameaux, le bourbier dans lequel cette population vit et grouille, ne sont pas non plus des éléments de prospérité; et la nature implacable, qui ne veut rien de mauvais, tue ce qui ne peut servir; ici encore les prescriptions du comité de salubrité publique sont illusoires.

Après les années mauvaises que nous venons de passer, en observant attentivement on verrait sans peine que la misère, la guerre, les épidémies ont décimé la population, étiolé celle qui reste; on constaterait, comme nous l'avons fait, que ces influences fâcheuses ont réagi sur le caractère, voire sur l'esprit et l'intelligence des individus, à tel point que chacun semble uniquement occupé à pleurer sa misère; il ne reste pas assez de vie pour qu'elle s'épanche au dehors, pas assez d'énergie pour qu'une idée neuve puisse naître : *les cerveaux sont ramollis!* Le mécanisme social, l'habitude contractée remplacent le sentiment qui jadis guidait les peuples; et nous restons impuissants au milieu de la décomposition générale. Il serait facile de vérifier notre observation et de la rendre positive; en faisant le recensement des populations, on pourrait constater l'état *de leur santé et de leur constitution.* Le travail à faire n'offrirait pas plus de difficulté que d'enregistrer un acte de naissance, ou de dresser la statistique des professions et des religions, mais ce serait bien aussi utile. Ne doit-on pas savoir si la nation est saine de corps et d'esprit?

Comment se fait-il que les conseils de révision ne puissent trouver que 180,000 hommes par an pour la France? C'est à peu près le chiffre des jeunes gens réellement assez robustes pour porter les armes et soutenir les fatigues de la guerre à l'âge de vingt ans. Le chiffre annuel des inscriptions est pourtant de 305,500 en moyenne. La raison en est simple, c'est que les mesures générales et locales sont insuffisantes et ne peuvent aller forcer l'individu dans sa misère, son ignorance, sa malpropreté et son imprévoyance. Les causes du mal sont faciles à signaler, chacun les connaît, mais les moyens d'y remédier étant impuissants, il faut les modifier. Est-ce possible? voilà la vraie question. Peut-on régénérer des hommes amoindris? Nous répondrons affirmativement.

On n'attend pas que nous indiquions ce qu'il faut

faire pour obtenir ces résultats : il y aurait trop à dire et notre recette irait avec les autres. En principe, on peut exiger de chacun et la santé et l'instruction ; puis, au moyen d'institutions spéciales et d'hommes compétents, arriver à l'extirpation de plus en plus approchée du mal, en même temps qu'on procédera à une régénération de l'espèce, par une série de mesures combinées et s'appliquant avec sagesse, discernement et persévérance.

Commençons une étude d'ensemble sur la santé actuelle des individus, des familles, des nations, des races ; observons les grandes évolutions naturelles des végétaux et des animaux ; donnons à la famille une constitution plus haute, plus large, plus libre, afin que les enfants vivent de leur vie et non de celle des vieillards. Si nous ne pouvons nous redresser et guérir nos chroniques douleurs, si nous sommes incurables, imitons la nature, faisons que les morts servent à faire vivre les rejetons ; sachons racheter nos fautes en nous sacrifiant au bonheur commun, à l'avenir ; si, enfin, nous ne sommes pas dignes d'élever une famille, montrons au moins à nos fils le chemin de l'honneur : ils seront assez forts, assez riches s'ils le suivent.

Nous n'avons voulu remuer le limon que pour donner un avertissement ; nous ne pouvons traiter ici la question de régénération.

Visites préventives.

Dès la plus haute antiquité, on a reconnu l'utilité de prévenir les maladies ; néanmoins, les moyens d'y parvenir manquent encore. Dans les temps d'épidémies, la police sanitaire ordonne des visites à domicile, elle redouble de zèle et d'activité pour conjurer le-fléau ; mais que peuvent ces mesures tardives sur l'immense majorité de la population ? Elles sont infructueuses. Il est indispensable de les multiplier et de les faire avec plus d'opportunité pour les rendre efficaces. Dans un service bien ordonné, elles doivent s'adresser à l'individu, au groupe, aux masses, aux lieux et aux choses, et être armées, pour l'exécution des préceptes hygiéniques : rien ne peut s'opposer à ce qu'il en soit ainsi. Les visites cliniques n'atteignent pas le but qu'on doit se proposer en premier lieu, à savoir : de veiller à la conservation de la santé et à l'hygiène des familles ; mais, pour l'atteindre, il suffirait de laisser au médecin le soin de faire exécuter les prescriptions sanitaires, et de les compléter par les visites préventives.

Le praticien qui connaît l'habitation, les mœurs, le travail et l'esprit de ses clients, est dans des conditions favorables pour donner un conseil utile et opportun, soit pour éviter un mal qui s'aggraverait infailliblement, soit pour rappeler des préceptes propres à augmenter le bien-être ou à fortifier la constitution physique des personnes qui l'auront choisi pour veiller à leur santé.

Celles-ci apprendront à connaître leur médecin, à l'aider, et une mutuelle confiance s'établira de part et d'autre, de telle sorte qu'il est facile de prévoir, qu'au lieu des mille inconvénients de la pratique actuelle, on aura des garanties réciproques, de la certitude pour l'exécution des ordonnances, et de l'amitié dans les rapports.

La visite préventive est le premier pas à faire dans l'exercice de la médecine; car, avec des visites faites à propos on peut tout prévoir, ordonner les consultations, gagner du temps, et rendre le service clinique de moins en moins pénible. Comme elles s'adressent à l'individu, au travail, à la ville, elles se feront avec ordre et méthode, et seront suivies d'un rapport qui sera communiqué aux différentes personnes intéressées : à l'individu, par son carnet, à la masse, par la presse. Quant à l'opportunité, le médecin a besoin de la plus grande latitude à cet égard : il ne doit consulter que l'urgence et les difficultés à vaincre; par conséquent, il ne saurait obéir au caprice ou à l'imprévoyance des malades ou des parents. C'est le cas qui détermine le travail à faire. C'est un point de pratique qui ne se règle pas d'avance, mais qu'on peut exprimer en une formule : le plus malade exige le plus de soins.

D'ailleurs, il suffit d'énoncer le projet de visiter les ouvriers dans leurs travaux, pour que l'esprit embrasse immédiatement les conséquences de cette mesure. Elles sont résumées dans ce programme : prévenir le mal, ou le soulager instantanément.

Le médecin qui fait une revue dans un atelier, y puise des observations qui lui échapperaient s'il n'était à même de suivre le phénomène générateur dès sa naissance.

L'hygiène a des préceptes très sages qu'on ne peut faire exécuter sans un concours actif et bienveillant. La police sanitaire surveille l'ensemble et peut prendre de grandes mesures, en ordonner l'exécution; mais il reste toujours une lacune qu'on n'a pu combler jusqu'à présent.

En effet, si on est parvenu à assainir les établissements publics, les grands ateliers, les rues principales des villes ; aucune mesure n'a engagé, obligé un individu imprévoyant à exécuter les prescriptions hygiéniques utiles à l'entretien de la propreté, de la santé.

Comment y arriver, si ce n'est par une surveillance incessante à laquelle rien n'échappe, et qui, pour être efficace, a besoin de s'appuyer d'une autorité compétente? Or, le médecin a toutes les qualités requises pour remplir ce mandat ; par des visites suffisamment rapprochées il peut, sans froisser personne, obtenir l'exécution du décret d'hygiène. Ceux qui l'auront choisi comme conseil, ne feront aucune difficulté pour se rendre à l'évidence.

Vêtements, alimentation, habitations, tout est offert à son examen par la visite préventive, et quand il aura à intervenir, il sera écouté, attendu que son avis ne pourra qu'être utile et avantageux. Du reste, avec le livre de santé, le médecin aura un moyen sûr de communiquer ses rapports et ses observations, sans nuls frais et sans grande peine. Il aura ainsi, toujours sous les yeux, le tableau de la vie intime de son client.

Pour élever son enfant, une mère se fait enfant, elle joue avec lui ; de même pour soigner les hommes, il faut les connaître, travailler avec eux, au milieu d'eux, ne pas les quitter, pour ainsi dire, les aider quand ils ne peuvent agir seuls , et les obliger même quand il y a négligence ou mauvaise volonté de leur part. C'est un droit et un devoir de faire ainsi, car un homme malsain dans un groupe vivace est comme une orange gâtée au milieu d'une corbeille d'oranges fraîches : il corrompt les autres.

Peu de personnes sont assez intelligentes pour lire et comprendre les prescriptions hygiéniques; la masse ne lit pas , et ces préceptes ne s'adressant pas à l'individu , à sa constitution , risquent d'être mal appliqués. Les hypocondriaques se tuent par la lecture des livres de médecine; toujours ils ont la dernière maladie, dont ils connaissent la description , et ils se droguent en conséquence. Avec les visites préventives, ils sauront toujours à quoi s'en tenir.

Enfin , des mesures sages étant prises à l'égard de l'enfance, on arrivera à une heureuse modification des usages, qui, devenus une habitude, se continueront sans peine, quand la raison viendra éclairer l'adolescence.

ORGANISATION DU SERVICE SANITAIRE.

Consultation.

Nous avons horreur du vide et des longs discours; nous aimons la pratique et l'exécution ; aussi nous hâtons-nous de parler des moyens, des organes nouveaux, qui doivent constituer le service sanitaire. Comme il entre dans nos vues de donner une idée générale des édifices à élever pour régulariser la fonction médicale et de provoquer une application immédiate de notre manière de concevoir l'exercice de la médecine, pour abréger les descriptions et matérialiser en quelque sorte notre pensée, nous mettons sous les yeux de nos lecteurs un plan sur lequel seront indiquées les places respectives de chacun des bâtiments à élever. D'un seul coup, on saisira l'économie du projet ; nous ne nous arrêterons pas après avoir dit : il faut faire ; nous trouverons les moyens de réaliser et nous n'abandonnerons notre œuvre qu'en cas de force majeure. Si nous ne sommes pas compris à Paris, nous irons à Brives-la-Gaillarde !

Après la visite préventive vient la consultation préventive : cette partie du service est une de celles qui demandent à être développées le plus largement ; car la consultation est le commencement et la fin du travail médical, puisqu'en définitive le médecin donne un avis que le malade est libre de suivre ou de ne pas suivre.

Mais quand il s'agit d'empêcher un mal de s'aggraver, de soigner des maladies chroniques, de suivre un traitement spécial ou des prescriptions hygiéniques dirigées dans le but d'améliorer la constitution des individus et des familles, la consultation devient le travail principal. Dès qu'une personne n'est pas alitée, que ses forces lui permettent de venir à la consultation, c'est le moyen à employer, attendu que le médecin évite les courses : dans une heure il fait ainsi autant qu'en un jour.

Il ne faut pas perdre de vue que ce qui coûte le plus au médecin, ce sont *les courses inutiles* ; le temps perdu par les voyages lui ôte la facilité d'étudier, et la fatigue oblige le plus robuste à demander au sommeil la réparation de ses forces épuisées. N'oublions pas l'influence que peuvent avoir sur notre intelligence le régime, les mœurs ou les habitudes, et nous conclurons sans peine que le praticien ne saurait trop prendre de précautions pour conserver sa tête calme et sereine, ce qu'il n'obtient point si les peines corporelles deviennent excessives.

D'un autre côté, il ne peut prévoir tout, et le client qui s'observe continuellement est dans les conditions les plus favorables pour savoir s'il a besoin d'un conseil ; c'est à lui de venir le demander ; nous devons, nous, lui offrir tous les moyens de se renseigner, et lui faciliter l'accès des hommes et des choses utiles à sa santé : il y a économie et prévoyance à faire ainsi.

La consultation se donne avant, pendant, après la maladie, chez le médecin, à domicile ou dans les établissements destinés à recevoir les clients : elle est écrite ou verbale. L'usage a établi une différence très grande entre les deux : a-t-on raison d'agir ainsi? C'est ce que nous ne voulons pas discuter, car dans notre manière de concevoir l'exercice médical, nous n'admettons pas les consultations non écrites ; toutes doivent figurer au livre de santé, ce qui abrégera le travail et le rendra efficace. Nous aurons à pourvoir au service des divers genres de consultations, qui sont :

A. La consultation simple, comme elle se donne dans la pratique actuelle ;

B. La consultation médicale, à laquelle concourent plusieurs médecins ;

C. La consultation spéciale, car souvent il peut arriver que, pour infirmer ou confirmer un diagnostic, on se trouve dans la nécessité de recourir à un spécialiste : la chirurgie, par exemple, réclame une certaine spécialisation ; de là l'urgence de préparer les instruments et les locaux appropriés au service chirurgical ;

D. La consultation légale, avec ou sans rapport, formulée par les sommités compétentes ou par le médecin ordinaire du malade, qui s'adjoint un confrère de l'école et un spécialiste. On comprend du reste qu'une consultation légale peut être donnée et composée selon les besoins du client et de la société :

nous n'avons pas besoin d'entrer en explications à ce sujet.

En conséquence, nous aurons, dans notre organisme, pour le service consultatif, des établissements destinés aux consultations simples , médicales , spéciales et légales ; mais les divers travaux des médecins consultants seraient incomplets s'ils restaient dans cet état de division : il faut aussi pourvoir aux moyens de les coordonner, de les comparer, de les synthétiser ; en un mot, il faut un institut centralisateur de tous les faits consultatifs. Nous avons nommé *l'école de diagnostic!*

École de diagnostic.

Tout le travail consultatif viendra se grouper, s'achever et se perfectionner à l'école de diagnostic : cet institut destiné aux conférences médicales centralisera tous les faits relatifs aux diverses consultations et visites préventives d'une division sanitaire.

Il faut des instruments spéciaux pour aider au diagnostic, et comme peu de personnes sont à même de réunir tous les éléments nécessaires, il convient, par conséquent, d'avoir des locaux pourvus des instruments les plus complets. On sait qu'on doit s'armer de toutes les ressources de la science pour porter un diagnostic positif, aussi ne saurait-on s'entourer de trop de renseignements et de moyens d'investigation. Ici nulle précaution n'est inutile, puisque de ce premier jugement, qui se détermine par l'examen du malade à la consultation, se déduisent le diagnostic, le pronostic et le traitement de la maladie.

Donc, créer *une école de consultation comparée*, un type qui servira à relier tous les faits concernant le diagnostic, est chose utile, indispensable à la science, à l'exercice de la médecine et au bien public.

Très souvent un malade qui a passé *entre les mains* de tous les médecins (terme consacré), vient se plaindre; il raconte à son gré les contradictions médicales, le docteur Purgon et son honorable confrère Sangrado ne sont pas d'accord sur les moyens à employer pour expurger l'humeur qui est bilieuse pour le premier et vermineuse pour le second. Il nous suffira de faire comparaître le plaignant par devant la conférence médicale, d'entendre les honorables docteurs en leurs thèses et antithèses, et nous saurons si le diagnostic est vrai ou non, si le malade n'a pas mis son propre jugement à la place de celui des médecins qu'il accuse. Ces contradictions souvent ne sont qu'apparentes, et la *pratique simultanée* les résoudra facilement; en réunissant les moyens de diagnostic, en les présentant à chaque spécialiste, le malade et les médecins seront en présence, et, en cas de difficultés, ils pourront s'éclairer et juger en dernier ressort.

La consultation préventive ou donnée pendant la maladie, individuelle ou collective, oblige souvent à une exécution instantanée de la prescription : nous aurons pour la remplir des pharmacies et des appareils à pansements dans toutes les agences de consultations. Dans chaque famille abonnée, un appareil spécial, contenant tout ce qui peut servir à donner les premiers secours, avec ou sans l'assistance du médecin, sera distribué en temps opportun et alimenté par le dispensaire.

Les bâtiments destinés aux consultations doivent être suffisamment nombreux et comprendre dans leur distribution tout ce qui peut concerner le service hygiénique s'appliquant à l'individu ou à la localité. Il y aura :

1° Un bureau d'initiation qui s'occupera de l'hygiène privée, des cotisations exigibles, de la délivrance du livre de santé, de l'abonnement et des conférences d'hygiène ; du dépôt des instruments de secours, tels que lits, brancards, appareils nécessaires pour parer aux accidents du quartier ou de la localité ;

2° Des appartements destinés aux consultations particulières, où plusieurs médecins s'occuperont spécialement des constitutions, des types, des races et de l'amélioration physique de l'individu ;

3° Des chambres où successivement un ou plusieurs médecins feront le même travail, mais où chacun sera admis à tour de rôle ;

4° Un cabinet de chimie, physique, histoire naturelle, anatomie, réunissant les moyens de diagnostic et les instruments tels que microscopes, réactifs, soudes, bougies, spéculums, stétoscopes de diverses sortes, plessimètres, etc.

5° Enfin, pour compléter cette esquisse, ajoutons les galeries et salles d'attente, le cercle où pourront venir clients et médecins, et une bibliothèque spéciale d'hygiène et de diagnostic.

Chaque agence de consultation peut être considérée comme moyen de grouper tous les faits médicaux qui se passent dans un quartier. Les accouchements, les accidents et la petite chirurgie y trouveront des instruments tout préparés avec chambres et appareils, pour l'individu et la petite circonscription ; ce qui permettra aux médecins homœopathes, empiriques ou autres, de venir concourir selon leur gré et celui des malades, lorsque ceux-ci voudront positivement savoir ce qu'ils ont à craindre ou à espérer. Ces agences serviront également à conjurer les premiers accidents, au diagnostic particulier et *comparé des affections de la localité*, en même temps que l'hygiène d'un pays ou d'une population peu considérable y seront constamment à l'étude.

Dans le plan que nous donnons pour le service médical de Paris, neuf agences consacrées au service préventif local seraient suffisantes pour la sixième partie de la capitale et de la grande banlieue réunies. Ce nombre serait susceptible d'augmentation, mais nous le croyons assez élevé, car, si on tient compte des moyens de consultation qui existent déjà, il est facile de comprendre qu'il suffit de les grouper autour d'un type pour savoir où *ils sont* et pour les utiliser tous.

L'administration met des brancards, des lits, des appareils à la disposition du public ; mais, hélas ! combien peu savent où les trouver et comment il faut s'y prendre pour en user : si le service existe, on doit le faire fonctionner.

Ces divers organes ne peuvent vivre isolés, il faut que leur travail soit connu, et pour cela, chacun d'eux trouve un centre naturel, un lien, dans une division de l'école de diagnostic. Six bâtiments, appartements ou chambres, selon l'importance de la population, devraient être affectés à ce service pour l'intérieur de Paris, et six autres pour la banlieue et la grande banlieue.

Nous aurions ainsi douze écoles de diagnostic comparé ou douze consultations médicales, en permanence, dans le département de la Seine. Ces commissions, constamment occupées à comparer les faits médicaux d'un grand rayon, et communiquant d'ailleurs avec la consultation simple et la conférence, avec l'individu, le groupe ou l'universalité, feraient chaque jour un rapport sur les difficultés, sur les points litigieux, et, le lendemain, chacun chercherait la solution du problème. Véritable chambre des débats médicaux, cet organe grouperait également les diverses spécialités, et servirait aux conférences ; car, pour former une école complète, nous avons dit qu'il fallait aussi ces deux éléments : il est donc naturel de les réunir tous à l'école de diagnostic.

Pour achever la série, nous avons quelques mots à dire de la consultation spéciale ; car, avec tous ces moyens, le service consultatif serait imparfait si nous n'ajoutions des agences destinées aux spécialités. Dans une organisation achevée, elles seraient placées dans les maisons de santé. La maison de santé étant destinée à spécialiser une partie des faits cliniques, rien de plus naturel que d'y ajouter la consultation spéciale.

Chaque institut a ses spécialités et ses spécialistes, dont le groupement se fait dans une division de l'école comparée :

A. à l'école de diagnostic, pour la consultation ;
B. à la villa, pour les faits cliniques.

De cette façon, les spécialités se relient entre elles, puis, à la maison de santé, à la villa, au dispensaire, et aux autres agences consultatives : elles sont aussi employées au traitement, aux visites et consultations à domicile.

L'accouchement, par exemple, n'est pas une maladie, mais l'accomplissement d'une fonction normale, naturelle : il est donc très naturel aussi de ne point confondre les accouchements dans le cadre nosologique.

La spécialisation, réalisée comme nous l'entendons, oblige le praticien à faire de la science ; car il est toujours en rapport avec le foyer générateur, avec l'atelier médical. De cette manière, elle donnera tous les résultats favorables, sans que *l'infiniment petit de travail* amène l'infiniment petit de science.

Tous ces organes ont leur emploi bien défini ; en effet, si un malade, après avoir passé à la consultation ordinaire, n'est pas satisfait, il va à la consultation comparée ; s'il y a doute et que la discussion ne termine pas le différend, il s'adresse au spécialiste, et enfin il a recours à la conférence médicale, s'il y a lieu. On peut indifféremment commencer par l'une ou l'autre, et le médecin qui sait, doute ou veut apprendre, peut, en même temps que lui, venir soutenir sa thèse, la discuter et trouver la preuve qu'il est ou non dans une fausse route !

Le carnet rapporteur des actes et des écrits du médecin, des faits et gestes du patient, aura bien vite mis tout le monde en présence de la réalité. De part et d'autre, on saura à quoi s'en tenir.

L'initiation à la pratique médicale se fera par les

agences de consultation, les débutants y seront attachés : d'abord occupé au service préventif, puis après à la clinique, et enfin chargé de l'enseignement théorique et pratique, le médecin ne manquera ni de travail ni de talent.

Au résumé, nous aurons pour le service consultatif : le médecin de quartier pour l'accident, le médecin de famille choisi d'avance, le médecin spécialiste pour résoudre les premières difficultés de la consultation, enfin le collége médical qui prononce dans les cas où il faut agir d'ensemble pour constituer une autorité compétente. De quelque côté que nous retournions l'application, que nous choisissions l'objet ou le sujet, nous trouvons satisfaction pleine et entière.

La direction du service est confiée à un médecin praticien expérimenté, et s'occupant spécialement d'hygiène : il aura à pourvoir à tout ce qui peut faciliter les rapports des clients et des médecins, et des divers instituts entre eux. Secondé par l'administration ou par les clients eux-mêmes, il veillera constamment à la conservation, à l'amélioration des instruments de diagnostic, des appareils, lits et brancards disposés pour les premiers secours. Des comités spéciaux seront formés pour faciliter le travail administratif que nous ne voulons pas aborder ici.

Dispensaire.

Le dispensaire constitue, dans l'exercice de la médecine, l'organe distributeur et centralisateur des moyens de secours qui s'adressent plus particulièrement aux groupes, familles, sociétés de secours mutuels, ateliers, habitations, et plus spécialement, pour l'objet qui nous occupe, aux villas sanitaires et aux agences de consultations. Il devra, par conséquent, ordonner :

1º Le bureau et dépôt d'instruments nécessaires aux visites préventives faites à la famille, au groupe et à domicile ;

2º *Des laboratoires pharmaceutiques et chimiques*, où le médecin et le pharmacien discuteront en commun les formules nouvelles ou réviseront les anciennes ;

3º Le choix et la classification des spécialités professionnelles utiles aux clients et aux médecins qui veulent se renseigner sur leur position réciproque, sur la police sanitaire de la ville, des ateliers, des corporations, etc.;

4° L'organisation des consultations, des visites corporatives, le service des épidémies, du comité d'hygiène, qui réunira la pharmacie et l'art vétérinaire à la médecine proprement dite ; le dépôt des appareils pour les pansements à domicile et pour les bains, la direction des nourrices, sage-femmes;

5° Les réunions administratives générales des clients et des médecins, du conseil sanitaire ;

6° Les cours de pharmacologie pour les pharmaciens et le médecin.

Le pharmacien, spécialisant la fonction distributive, devra grouper et diriger tous les travaux qui y sont inhérents, et sera particulièrement chargé de l'organisation du service des dispensaires.

La distribution, le groupement et le classement des malades, tant sous le rapport de la nature du mal que de la qualité du lieu à choisir comme le plus favorable à la guérison, seront, il va sans dire, du domaine du dispensaire. Les eaux minérales, les instruments de gymnastique, les chevaux, ânes, voitures, toutes choses qui, aujourd'hui, font le privilége de quelques malades favorisés de la fortune, seront mis à la disposition de chacun, au grand avantage de la santé publique et des établissements sanitaires.

La manière dont nous agençons les finances, permettra aux plus modestes bourses de se procurer les moyens d'aller aux bains de mer, de Vichy, des Eaux-Bonnes, de Bade, de Plombières, etc... Ce chapitre, à lui seul, suffirait pour faire réfléchir à l'importance qu'il y a de mettre de l'ordre dans le service médical.

La distribution du personnel, qui est à peu près laissée au hasard, sera régularisée par le dispensaire. Le choix de la clientèle à domicile et des spécialités, des visites corporatives, qui seront le deuxième temps du travail de perfectionnement et d'application, ressortira également de cet institut.

En spécialisant ou parcourant successivement toutes les phases de l'enseignement, étant toujours en rapport avec les clients et les instruments de sa profession, le praticien sera, qu'on nous passe l'expression triviale, comme *le poisson dans l'eau*; il vivra de la vie médicale par tous les pores, il sera *bon médecin malgré lui*.

Il est tout naturel que chaque division ait son dispensaire, comme elle a sa villa et son école de diagnostic; ceci ne fournit aucune objection.

Pour le service de Paris, six dispensaires ayant un entrepôt à l'école consultative de la banlieue, suffiraient largement à la distribution des instruments nécessaires à l'enseignement et à l'exercice de la médecine civile de Paris : ces bâtiments, placés au milieu de squares et à peu près où nous les avons indiqués sur le plan, fourniraient à l'édilité parisienne une occasion de plus de montrer sa supériorité. Par leur édification même, ils deviendraient des éléments de salubrité.

Les fabricants d'instruments de chirurgie, les bandagistes et les mécaniciens, qui s'occupent spécialement de la confection des appareils de protèse, trouveraient dans le dispensaire un centre régulateur de la fabrication et de la vente de leurs produits.

Enfin, les pharmacies, les bureaux de bienfaisance, et les dispensaires existants, régulariseraient leur travail, perfectionneraient la distribution de leurs services, en les coordonnant avec celui du dispensaire de l'atelier médical.

La villa sanitaire.

Nous donnons le nom de *villa sanitaire* à un groupe d'instituts réunis, dont la destination essentielle est, dans notre pensée, de servir d'école clinique comparée et d'école de perfectionnement aux praticiens. Le médecin qui n'a pas un hôpital ou une maison de santé, ne peut, qu'à grand'peine, se tenir au courant de la science, il lui est le plus souvent impossible de recueillir des observations; les malades traités à domicile n'offrent pas les conditions voulues pour qu'on mène un travail scientifique à bonne fin. Les cliniques les mieux comprises se ressentent aussi de l'isolement ou de l'insuffisance des études comparées : le travail y est trop morcelé, et le nombre de ceux qui peuvent en profiter est trop restreint.

La villa sanitaire devenant un centre de clinique et d'enseignement pour toutes les spécialités qui se partagent les travaux des maisons de santé et de la pratique médicale à domicile, remplira les lacunes.

Véritable atelier professionnel, elle réunira toujours la théorie et la pratique ; sous la direction du médecin, elle deviendra un foyer de science pour tous les práticiens, puisque, par son enseignement comparé et libre, ils seront dans les conditions les plus favorables pour s'instruire et expérimenter. On comprend qu'il est toujours possible de choisir les genres et espèces de maladies les plus graves, celles qui exigent le calme et le repos, et des soins assidus pour les traiter à la villa. Chaque maladie peut successivement servir de type, et les autres y être traitées simultanément comme objet de comparaison.

Les classes, les genres, les groupes nosologiques y seront tour à tour l'objet d'études approfondies, au grand avantage des malades, des médecins et de la société. En multipliant le nombre des villas proportionnellement aux besoins des populations, le service clinique s'améliorera rapidement, et les dépenses occasionnées par la maladie diminueront sensiblement, car il y a toujours économie à faire bien.

Le service médical a des exigences très diverses et fort nombreuses : il faut, sans embarras, satisfaire à toutes ; on doit pouvoir séparer, grouper les malades, centraliser ou diviser à volonté l'action ou les instruments. Il n'y a en médecine ni haut ni bas, ni premier ni dernier, ni pauvres n iriches, ni ducs ni prolétaires, mais un malade à soigner et la santé des valides à sauvegarder. Si le praticien veut guérir et prévenir le mal, il convient qu'il organise *lui-même* une série de moyens et d'instruments, selon le mode de traitement, la nature du mal et les convenances sociales; car, pour réussir, il doit choisir les conditions les plus favorables à la guérison, ou, tout au moins, façonner une atmosphère analogue et de plus en plus approchée.

La première question que se pose un homme consciencieux est celle-ci : quel est le moyen le plus rapide, le plus efficace pour guérir? Dans l'état actuel des rapports de clients à médecins, ce n'est pas ce qui se fait : celui-ci, fort souvent, ne se propose pas de rechercher le milieu le plus avantageux à son malade, mais celui qui lui permettra de gagner le plus d'argent. Les malades, ordinairement, sont plus maladroits encore : pour eux, les affaires passent avant la santé. Généralement, on oublie qu'il y a économie à se soigner exactement et complétement, afin de prévenir une rechute après quelques jours de convalescence.

Pour diriger un traitement et faire de la science, le médecin doit suivre son malade, son client, avant, pendant et après la maladie, voire même après la mort. Il faut, en toute hypothèse, qu'il voie, touche, observe les malades, et qu'enfin il rende compte de ses observations. Le gros bon sens indique assez qu'il doit en être ainsi; néanmoins, la médecine par correspondance, par sympathie, magnétisme et magie, gagne chaque jour : nous avons souvent de nouveaux miracles à enregistrer ! Cette sottise populaire qui prête au merveilleux et à l'inconnu le don de guérir, disparaîtrait bientôt, s'il était d'ordre d'exercer la médecine avec des moyens de contrôle, si, par exemple, la loi intervenait pour ordonner que *tous les morts fussent autopsiés*, et que dans toute maladie grave il y eût une consultation. Nous espérons qu'un jour aucun individu ne sera inhumé sans qu'il ait été fait une autopsie et un rapport sur la nature de la maladie qui a causé la mort. La science et la morale l'exigent.

La séparation des études théoriques et pratiques est une des causes principales du non progrès des sciences médicales, et pourtant, à peine est-il sorti de l'école, que le médecin-praticien oublie et néglige la théorie. Peu de temps, quelques années s'écoulent, et il n'entend plus rien au langage des théoriciens. Ceux-ci, de leur côté, négligent la pratique, et ils vont ainsi en directions opposées. La villa fera cesser cette séparation.

Une nouvelle école vient-elle à se faire jour, on voit aussitôt la routine se raidir et nier, tandis que la jeunesse veut s'élancer dans la voie qui lui semble nouvelle. Une doctrine vieillie reprend-elle faveur en changeant de nom, les discussions s'élèvent sur des mots, sur des entités : c'est la confusion des langues. Si les deux partis étaient en présence du même fait, observant en même temps et avec les mêmes moyens, ils seraient bien près de s'entendre. Le travail pratique simultané est un conciliateur parfait, le meilleur de tous !

Il est urgent de faire cesser l'antagonisme des forces médicales ; pour cela, il faut se retremper au foyer de l'école ; et, après ce nouveau baptême, après cette régénération scientifique, on pourra se séparer de nouveau pour revenir plus tard.

Chaque médecin doit passer par la série qui commence à l'école et finit à la science : or, c'est ce qui ne se fait pas ordinairement. Les travaux sont parcellaires et surtout incomplets, ce qui nous explique l'incohérence des idées et des choses, et perpétue les discussions stériles.

Tous les vingt ans, on peut compter une école qui dispute la place. Ceux qui ne suivent pas les débats ne parlent pas la langue nouvelle, ne se placent pas au même point de vue, et s'isolent de plus en plus, en maudissant la vie et le métier.

Le service de la villa serait incomplet s'il n'était *libre et assuré*, soit pour les malades, soit pour les médecins. La liberté et la sécurité sont deux éléments essentiels qu'il faut ménager en tout état de cause : toujours sur une tête de malade se joue quelque intérêt, et il est indispensable de les sauvegarder tous.

Nous avons expliqué comment le médecin devait entendre la liberté, pourquoi le client devait choisir son médecin, nous n'y reviendrons pas ; nous dirons seulement que les aides étant choisis par la famille, les amis ou les parents n'auront qu'à surveiller le patient, et, sans gêne aucune, le consoler ou l'aider, même constamment, dans l'immense majorité des cas.

Nous ne pouvons nous occuper ici de la question économique et des rapports d'ordre qui doivent régir l'institution : nous donnerons seulement le plan à suivre, afin d'en provoquer l'exécution.

L'idée mère, créatrice, qui doit engendrer la cité médicale, guider le médecin, l'architecte et l'administration dans l'édification de la villa sanitaire, peut s'exprimer par ces mots : tout pour la santé. Cet institut est essentiellement destiné au service clinique : chaque partie du bâtiment devra donc être ordonnée dans le but de sérier les moyens propres à accélérer la guérison, à diminuer la longueur de la convalescence, à rendre enfin le malade à son travail, à ses affections. *Toute autre idée que celle-ci serait subversive.*

Il est indispensable d'avoir assez de *terrain disponible*, soit pour circuler autour des établissements principaux, soit pour y ménager des jardins et des annexes qui permettront aux malades de s'isoler à leur gré.

Il faut une maison avec des chambres particulières, et des appartements détachés pour ceux qui le désireraient, ou pour que le médecin trouve le moyen de placer son malade dans les conditions les plus convenables.

La question d'achat du terrain, comme le choix de l'emplacement, sera aussi soumise à cette même loi du travail médical : tout pour la santé. La distance, l'opportunité, la facilité d'accès pour quelques-uns, ne peuvent entrer en considération dans ce qui fait l'objet de notre étude. En toute chose, il faut voir la fin, le but.

Aussi nous guiderons-nous sur la nature des maladies, sur le traitement qu'elles peuvent exiger, pour distribuer nos bâtiments. La beauté des meubles résidera surtout dans l'ensemble de leurs qualités, et leur bonté dans la juste appropriation des choses au but qu'on se proposera. Où il faudra du marbre, si c'est le corps qui convient le mieux pour l'hygiène, nous mettrons du marbre et non du bois. Faire le mieux possible, voilà le vrai confortable, le vrai luxe.

La villa sanitaire, pour remplir la fonction que nous lui assignons, n'a pas besoin d'être élevée à des conditions onéreuses; nous aurons, sur le terrain pratique, à examiner la question économique : inutile de construire de gros et lourds bâtiments, comme on se plaît à le faire pour les hôpitaux, par exemple. Qu'ils soient déduits de la pratique, qu'ils soient suffisamment à l'abri, que rien de ce que l'hygiène exige ou que la distribution du service réclame, ne soit oublié : l'architecte peut s'abandonner aux créations les plus originales. Le beau, l'utile, l'agréable, la science et l'art, la fantaisie même, peuvent s'y épanouir, pourvu que tout s'harmonise et serve à la conservation de la santé, à la guérison des malades.

Enfin, l'institution des villas, cités sanitaires, noms qui rendent également notre pensée, servira non-seulement la science et le médecin, le client et ses intérêts, mais elle rendra la séparation du malade et des parents moins cruelle. Nous ménageons au client une chambre particulière, de l'air pur, la visite, les soins de ses amis, de sa famille, et d'un médecin choisi par lui. L'enfant, l'adulte, le vieillard, hommes ou femmes, peuvent y avoir accès. La jeune fille n'y sera pas séparée de sa mère, l'époux de l'épouse, et il sera toujours possible à un ami, à un frère, de recueillir la dernière volonté, le dernier soupir d'un mourant !

Maison de santé.

La maison de santé, avons-nous dit, sera un centre clinique : celles établies à la villa serviront à l'enseignement; celles du dehors répondront aux diverses spécialités et seront, autant que possible, mises à la portée du plus grand nombre. Un jour, nous l'espérons aussi, elles auront remplacé nos hôpitaux, car la maison de santé est destinée aux maladies graves, et en temps d'épidémie on pourra y séparer les malades à volonté, et diminuer ainsi les foyers contagieux. La maison de santé doit être construite en vue de l'emploi que l'on en veut faire : chaque spécialité de maladies réclame, en quelque sorte, un traitement et des moyens différents de l'administrer : de là la nécessité de coordonner scientifiquement les diverses maisons de santé d'un atelier médical.

Nous ne pouvons passer en revue les différentes espèces de maisons à constituer, mais nous rappellerons quelques points communs et essentiels qu'il ne faut pas oublier dans l'édification du *clocher médical*. L'atmosphère ambiante sera la première chose à considérer : on devra se ménager les moyens de l'équilibrer et de prévenir les variations brusques ou de les provoquer à volonté. Il est utile, par exemple, d'avoir des promenoirs dans lesquels on puisse élever la température de 10 à 30 degrés et plus ; d'autres, au midi, pour que les malades jouissent des rayons bienfaisants du soleil ; d'autres, au nord, à l'est ou à l'ouest, afin de posséder des atmosphères variées, pouvant être utilisées pour la cure des maladies ou pour accélérer la convalescence.

Les promenoirs, cours et jardins sont de première importance parmi les moyens thérapeutiques, et lorsqu'ils sont loin du bruit, bien aménagés, la médecine en tire grand parti.

Le cercle sera bien pourvu de livres ; car, outre qu'ils sont indispensables au médecin, dès que les malades peuvent lire ou écrire, il est souvent bon de les remettre insensiblement à leurs travaux favoris, et d'instruire ceux qui ne le sont pas ; les enfants, par exemple, peuvent avoir besoin d'apprendre à lire et à écrire.

Les jardins seront disposés de telle sorte que l'air, toujours renouvelé, ne puisse pourtant nuire ni aux malades ni aux convalescents.

Le nombre des lits et des maisons, leur agencement seront en rapport avec les besoins du service : il faut multiplier la quantité des maisons, afin de ne pas accumuler une masse de malades sur un même point, et ne donner à chacune d'elles que les lits nécessaires pour faire un service économique et complet : l'hygiène veut que ces conditions soient remplies avant toutes les autres. Vingt lits nous paraissent suffisants pour satisfaire aux besoins de la clinique ; car, avec les bâtiments annexés à la maison principale, soit pour les consultations, soit pour former un camp sanitaire ou pour isoler les malades, le service sera suffisamment pourvu.

Nous devons encore faire remarquer que les divers instruments ne peuvent, ne doivent jamais être trop éloignés, et que tous les agréments et le confort doivent se rencontrer à la villa.

La quantité des maisons de santé peut varier à l'infini ; mais toutes doivent coordonner leur travail à la villa sanitaire ou école de perfectionnement : le chiffre de la population malade déterminera celui des édifices à élever. Si nous supposons une maison de santé pour un groupe de deux mille habitants, une consultation, dans chaque commune, qui se relierait à une école de diagnostic, et celle-ci à la villa, dans quelques minutes on pourrait savoir ce qui s'est passé médicalement parlant, dans tout le département de la Seine.

Atelier médical.

Nous donnons le nom d'atelier médical à la réunion des instruments et moyens qui doivent servir à l'enseignement et à l'exercice de la médecine d'un groupe de population d'une certaine importance : un atelier complet doit former une division sanitaire. La villa est l'élément principal de l'atelier, puisqu'elle réunit la théorie à la pratique, l'enseignement et l'exercice ; mais seule elle ne satisferait pas à toutes les exigences du service. Pour exercer la médecine selon l'art, il faut un atelier complet ; or, l'atelier se compose :

1° D'une ou de plusieurs agences de consultation simple, comparée, spéciale et légale;

2o D'un dispensaire, organe distributeur des instruments et du personnel ;

3o D'une école de diagnostic centralisant les divers modes de consultation ;

4o De plusieurs maisons de santé pour la clinique et les consultations spéciales ;

5° D'une villa sanitaire qui comprendra : *A* quatre maisons de santé pour la clinique comparée; *B* des instruments pour faire de la science, enseigner et pratiquer simultanément;

6° Pour la médecine à domicile, des appareils, instruments, et des aides convenables pour remplir exactement cette partie importante du service, qu'il soit préventif ou curatif.

7° D'un livre de santé pour chaque client ou abonné.

Le travail à l'atelier médical est le plus important, le plus immédiatement utile : nous ne voulons pas montrer d'avance les résultats brillants qu'on obtiendrait en créant l'atelier type : la pratique donnera mieux que ce que nous pourrions imaginer.

Examinons néanmoins quelques conséquences qui se déduisent naturellement de la constitution de l'atelier médical. Toutes les écoles peuvent être appelées à la villa, pour y soigner des malades ou y exposer leur théorie, selon le besoin du service général et de l'enseignement. Ajoutons que l'art vétérinaire viendra aussi apporter sa part de travail et de science à cette école perfectionnée, et que la mission scientifique et la conférence médicale y prendront naissance.

Les élèves, devenus maîtres par cette éducation

perfectionnée, seront suffisamment préparés pour porter au loin la science et la lumière, et rendre les services que réclame la société la mieux comprise, la plus exigeante, sous le rapport des connaissances théoriques et pratiques.

Si nous ajoutons à cet atelier, qui forme une division sanitaire, des maisons locomobiles, il sera possible, en temps d'épidémie, d'isoler un grand nombre de malades, et de former un véritable camp de salubrité publique. Rien n'empêchera, par conséquent, de distribuer les malades à volonté, et à peu de frais; il suffit d'avoir un service organisé d'avance et un personnel chargé de veiller à la santé publique, et non occupé à la recherche d'un client ou d'une clientèle.

Six ateliers compléteraient le service du département de la Seine, et il suffirait d'en élever un seul pour rendre l'expérience positive.

Mission scientifique.

La mission scientifique est à peine à l'état naissant; elle se fait très imparfaitement par quelques pionniers ou par subvention du gouvernement; aussi nous paraît-elle également susceptible d'être augmentée et perfectionnée.

Nos rapports avec le monde ont doublé de fréquence; les voies de communication rapprochent les capitales; les intérêts politiques et commerciaux deviennent de plus en plus solidaires; la science théorique s'échange par les académies; mais la pratique internationale reste à l'état de problême.

Nous avons pu nous convaincre de l'utilité qu'il y aurait pour la santé générale et pour la science de faciliter aux docteurs l'exercice de la médecine en tous pays : sous ce rapport, nous sommes fort en arrière. Tandis que nous avons des ambassades et des consulats, pour le commerce et la politique, nous ne possédons aucun institut qui protége la vie scientifique. Aussi, un Français ne peut exercer en Allemagne, en Italie, en Suisse : chaque pays a une loi qui forme un *rempart infranchissable*. Si nous avions à Londres, à Berlin, à Vienne, une école française, un collége ou une villa sanitaire ; si les Allemands, les Anglais et les Italiens en possédaient en France, nous aurions ainsi mis toute la pratique médicale d'Europe en concurrence.

Nos jeunes gens pourraient débuter à Moscou comme à Paris, étudier toujours et faire des conquêtes vraies et durables, celles que sait faire l'homme qui porte en soi des idées d'honneur et de justice.

La mission scientifique serait ainsi bien réellement constituée à l'intérieur, comme à l'extérieur : on peut toujours créer des types, auxquels viennent se joindre les forces éparses.

Les examens passés dans une faculté, *une thèse soutenue sur la pratique médicale du pays où l'on veut exercer*, la surveillance et l'aide du collége national suffiraient pour donner la certitude que le médecin, de quelque contrée qu'il vienne, à quelque secte médicale qu'il appartienne, est bien capable de remplir ses fonctions. D'ailleurs, avec l'école de perfectionnement, on a toujours un moyen d'étudier ce qu'on a négligé, ou de se tenir au courant de la science. Qu'il serait beau de voir cet échange de bon voisinage, au lieu de cette rivalité infernale qui divise la plupart des nations ! La science ne connaît pas de frontières , pas d'étrangers : pourquoi la politique viendrait - elle se mêler d'une question qui ne la regarde pas ?

En France, on exerce presque librement ; ailleurs, c'est autre chose. Un médecin qui a sa réputation faite n'éprouve pas toutes les difficultés dont nous parlons , mais , en nous plaçant au point de vue de la masse, nous sommes sûr d'être dans le vrai.

Ces petites colonies scientifiques seraient bien utiles à tous, mais surtout au pays qui saura les organiser complétement. Le travail et la science sont les deux forces vives de la civilisation au dix-neuvième siècle, en s'appuyant sur elles, en favorisant leur extension et leur développement normals, c'est faire acte de sagesse, de justice, de haute politique !

Conférence médicale.

La conférence médicale se trouvera tout naturellement instituée, puisque du contact incessant des médecins et des malades, des débats qui auront lieu dans les écoles de diagnostic.et de thérapeutique, sortira l'enseignement mutuel vrai. Ayant toujours un sujet et un objet, une théorie et une application, le médecin sera perpétuellement élève et professeur; c'est ainsi qu'il faut faire la conférence pour qu'elle soit utile.

Les jeunes gens, dans les écoles, ne sauraient trop employer ce moyen de s'instruire, car il est puissant ; mais à la condition expresse d'avoir une application réelle. Les élèves en droit ont des conférences dans lesquelles il est bien de torturer le texte et le droit, d'entasser sophismes sur sophismes, pour prouver *quand même*. Ils discutent un mot, une phrase, et se faussent le jugement en peu de temps.

Les élèves en médecine qui se préparent au concours de l'internat ont aussi des conférences pour étudier le programme des questions, mais c'est encore une étude subjective, la pratique manque : la mémoire joue le plus grand rôle dans tout ce manége, et il résulte de cet exercice un seul fait bien constant et bien constaté, c'est que tous ceux qui se livrent à cette gymnastique d'érudition deviennent des esprits vains et prétentieux ; savants par la tête, ils dédaignent la manœuvre; il leur faudrait la réalité pour les ramener au sens commun. La conférence ne doit rouler que sur un fait, une observation, que ceux qui en font partie peuvent vérifier; autrement c'est un vain parlage qu'il faut proscrire.

Au moyen des villas édifiées avec plan et méthode dans leur distribution topographique, nous allons, pour ainsi dire, au devant des jeunes gens; nous leur offrons une carrière facile dans leurs débuts. Les écoles secondaires instituées dans ce but le réalisent imparfaitement, et, quoi qu'en disent certaines gens intéressés, il n'y a pas assez de médecins. Vingt mille pour toute la France, ce n'est pas suffisant; d'ailleurs, plus le nombre est grand, plus il y a de choix, et, pour être distingué, il faut travailler davantage. Il y a moins de charlatans de nos jours que du temps de Molière, parce qu'il y a plus de personnes instruites. Plus le niveau scientifique s'élève, plus la dignité du corps médical s'augmente.

Devons-nous ajouter que le petit et le grand médecin disparaissent! Il n'y a plus qu'un praticien, qui sait aussi faire de la science. La conférence le mène à l'Institut comme à l'Académie, et s'il est privé du fauteuil des immortels il n'en dormira que mieux, puisque rien ne lui aura manqué pour se développer, produire et vulgariser ses découvertes.

Qu'on ne s'étonne pas de notre persistance à prêcher *la simultanéité, l'ordre, la méthode* dans le travail; c'est que sans cela il n'y a rien de possible en ce monde, ni science, ni richesse, ni bonheur. *Le travail est le générateur universel !*

La vie individuelle n'existe qu'à la condition de prendre sa nourriture, sa source dans la vie générale, et celle-ci n'est belle que lorsque l'individu travaille en vue de l'augmenter, de l'embellir. *S'il n'y a réciprocité, c'est la guerre.*

Au physique comme au moral, plus nos actes tendent au bien public, plus nous sommes dans le vrai; c'est pourquoi faire de la science, travailler avec intelligence, sera toujours la seule route à prendre, si l'on désire être heureux ici-bas et ailleurs.

Corporation médicale.

Après avoir démontré l'insuffisance des études générales, nous avons reconnu qu'il était urgent de les
diriger dans le but de perfectionner l'éducation professionnelle, attendu qu'elle seule peut concilier les
nombreuses contradictions qui existent actuellement
dans le travail général.

Nous avons examiné l'enseignement et l'exercice
de la médecine dans leurs phases primitives ; la pratique des individus ou des groupes peu nombreux
nous a montré des imperfections qui, espérons-le, dis-
paraîtront avec l'édification de l'atelier médical. Il
nous reste à envisager ce travail au point de vue corporatif et sociétaire.

Il est bon de consulter ou de faire agir la corporation tout entière, car l'action corporative embrasse
toutes les branches de la science, et si nous voulons
nous servir avantageusement des travaux du corps
médical, il faut qu'ils se fassent et se communiquent

par une voie sûre; par conséquent, il est indispensable de relier tous les éléments qui concourent à la formation de la science par un organisme qui permette à chaque membre de cette grande famille de s'appuyer sur le corps tout entier, et réciproquement.

On peut considérer la corporation médicale comme une société qui a pour mission de perfectionner l'enseignement et l'exercice de la médecine. Sa fonction principale étant par conséquent de s'occuper des études et des sociétés médicales, sa protection s'adresse aux intérêts professionnels et s'étend aux instituts scientifiques qui concourent à la conservation de la santé. Pour rendre cette protection efficace, il est indispensable de donner au corps médical une constitution qui soit en harmonie avec l'état social.

Il faut constituer la corporation, parce qu'il est bon qu'elle facilite aux jeunes gens les voies et moyens d'une éducation spéciale, l'achat des instruments de travail aux praticiens et aux théoriciens, de même qu'elle doit à l'invalide un secours, et une retraite assurée à celui qui a rempli sa mission. Il faut constituer la corporation parce que, dans l'état des rapports des diverses branches du travail médical actuel, il est très difficile à l'individu de correspondre avec les sociétés scientifiques : la presse ne suffit pas à la tâche. C'est ordinairement des centres médicaux que vient la lumière. Le praticien et les comités d'hygiène communiquent trop rarement entre eux et avec les compagnies savantes. Il résulte de cette non réciprocité dans les communications que le travail est divisé à l'infini, tandis qu'au contraire, pour faire de la science, on doit procéder par grandes évolutions, par des mouvements d'ensemble : chaque jour, chaque heure devraient faire connaître la situation sanitaire.

Si dans ces derniers temps on a organisé un service pour les observations météorologiques, c'est qu'on a reconnu l'utilité d'observer simultanément sur divers points et de communiquer rapidement les résultats. La météorologie ne pouvait être en tendance scientifique qu'à cette condition. Avant ce travail, toujours les documents étaient incomplets et contradictoires; on ne pouvait conclure faute d'éléments suffisants.

Il importe à la santé publique, à l'exemple de l'observatoire de Paris, de créer des centres d'observations hygiéniques et cliniques qui puissent communiquer instantanément. Dans cet ordre d'idées, tout est à faire; mais, grâce aux mille fils électriques que nous possédons·, ce point capital de l'organisation du service sanitaire serait facilement rempli.

Si la correspondance scientifique est hérissée d'obstacles, les difficultés inhérentes aux études médicales sont telles que, chaque année, le nombre des élèves, au lieu d'augmenter en proportion de la population, diminue au contraire d'une manière sensible. Les motifs de cet abandon se résument ordinairement dans une question de finance : il faut étudier trop longtemps, et on recule devant la dépense. Or, pour favoriser l'accès des études de médecine à ceux qui ont l'aptitude pour cette profession, il convient encore que la corporation médicale devienne la tutrice de ses néophytes, qu'elle institue une caisse destinée à créditer les jeunes gens peu favorisés de la fortune.

Enfin, il faut constituer le corps médical pour recomposer le travail, qui n'est que divisé et spécifié. Pour bien étudier, on doit non seulement diviser son sujet, le spécifier, mais encore le recomposer ; car, si la division facilite l'étude et augmente la somme des résultats, si la spécification détermine, groupe ou classe les objets, la recomposition coordonne tous les faits que les deux premières opérations ont fait connaître et mis en lumière. Toute société, toute administration, tout travail enfin qui manque à cette loi, est condamné à demeurer éternellement stérile, à retomber dans les mêmes préjugés, à rouler dans un cercle vicieux infranchissable.

Or, tous les organismes imaginés jusqu'à présent sont entachés de ce vice radical : nulle part nous ne voyons des travaux synthétiques. Comment les obtenir si nous ne voyons pas dans le corps médical une société vivant de sa vie et s'administrant elle-même, pour embrasser l'éducation professionnelle dans tous ses développements? Il est donc indispensable de diviser, de grouper et d'ordonner les instruments de telle façon qu'ils s'instruisent d'eux-mêmes, et que l'individu, le groupe ou la masse se meuvent en pleine liberté, et forment des foyers scientifiques en rapport avec tous les besoins de la société humaine.

Qu'elle se meuve donc enfin cette corporation ; qu'elle démontre par l'expérience qu'il lui est possible d'élever ses actes à la plus haute généralisation sociale sans autre levier qu'un peu de bonne volonté et de connaissance de ses véritables intérêts : il lui suffit de mutualiser ses efforts pour y parvenir.

Bien des essais ont été tentés pour donner une bonne législation à l'enseignement et à l'exercice de la médecine. Toutes les nations civilisées se sont occupées de ce grave sujet ; néanmoins, ces efforts n'ont pas satisfait aux besoins des populations, parce que le corps médical n'ayant pas la facilité de se réunir ou de faire exécuter les prescriptions hygiéniques, n'a pu faire entendre sa voix et améliorer sa constitution.

Chaque gouvernement règle la police sanitaire à son gré, et trop souvent, hélas! guidé par des motifs politiques complétement étrangers à la santé générale.

Nous, nous devons nous placer à un point de vue universel! Considérons la société humaine comme un immense atelier, chaque individu comme un travailleur; la corporation médicale formera un groupe dans l'atelier général, elle en suivra par conséquent la loi, et, si nous lui donnons une bonne constitution, il en sortira un travail sérié, ordonné, scientifique.

Constitution corporative.

PRINCIPES.

La souveraineté appartient à l'individu : il est libre ou non de faire partie du corps constitué.

L'initiation au travail appartient au groupe : les travaux théoriques, la correspondance générale se font dans un sécrétariat.

Le lien corporatif s'établit par des conseils généraux : chaque corporation du chaque division importante y aura des représentants.

Les rapports de la corporation avec la société, la surveillance et la providence générales se forment au moyen du comité de salubrité publique.

Le budget professionnel et sanitaire est voté par les conseils et approuvé par le comité de salubrité publique.

Une caisse de crédit est instituée pour développer l'éducation professionnelle et protéger les invalides.

COMITÉ DE SALUBRITÉ PUBLIQUE.

Le comité est élu par les divisions qui représentent l'art, la science et l'industrie : Chaque division y comptera un nombre égal de délégués.

Le comité étant nommé, forme trois secrétariats généraux correspondant avec les trois divisions du travail général. Chaque secrétariat sera composé de sept membres, parmi lesquels on choisira un secrétaire et un trésorier. La réunion des trois secrétariats constituera le comité général.

Le comité de salubrité publique formera ainsi une compagnie savante, qui étendra son action et divisera sa surveillance sur les diverses catégories du travail, qui sont :

1° L'apprentissage ou école primaire ;

2° Le travail d'atelier, en chambre, travail collectif, indéfini ;

3° Le travail des associations, groupes sériés ou compagnies ouvrières et scientifiques ;

4° Le travail des associations corporatives, qui comprend les catégories de l'art, de la science et de l'industrie ;

5° Le travail intégral, théorique et pratique, vulgarisation et généralisation scientifiques.

CORPORATION.

La société corporative se divise en groupes de cinquante membres : ceux-ci forment chacun cinq sous-groupes, pour l'exécution des travaux qui leur incombent. Chaque groupe de cinquante prend le nom de *groupe d'initiation*, et nomme un secrétaire ou correspondant.

La réunion des correspondants forme *le corps constituant*, qui ordonne de tout ce qui peut concerner les intérêts professionnels. Il nomme cinq grands conseils composés chacun de quatre-vingts membres choisis parmi les correspondants de groupes.

Chaque conseil institue un secrétariat chargé de recueillir et de centraliser les faits économiques et scientifiques du travail corporatif. Nous aurons en conséquence :

1º Le secrétariat de l'initiation, s'occupant des études préparatoires et des écoles de médecine ;

2º Le secrétariat des spécialités et de l'individu ;

3º Le secrétariat des corporations et des sociétés médicales ;

4º Le secrétariat de l'atelier médical, théorie et pratique ;

5º Le secrétariat du moniteur de la santé.

Chaque secrétariat divise son travail en trois commissions principales, qui sont :

1° La commission de l'éducation ;

2°   »   du travail ;

3°   »   du crédit ;

Tous les membres qui feront partie des commissions seront choisis parmi les correspondants de groupes : ces diverses commissions centraliseront leur travail au secrétariat de la division à laquelle elles se rattachent.

L'action des secrétariats est de centraliser les actes des groupes de même espèce : ils agissent à la fois comme force initiatrice et conservatrice. Le travail des divers secrétariats sera centralisé au secrétariat général représenté par le comité de salubrité publique.

Chaque secrétariat se compose essentiellement d'un secrétaire ou correspondant et d'un trésorier ; mais vingt-cinq membres seront choisis pour se partager les travaux divisionnaires.

BUDJET ET CAISSE DE CRÉDIT.

Le corps constituant, dans le but de donner crédit pour l'éducation, et de pourvoir aux dépenses du service sanitaire, établit une ou plusieurs caisses pour chaque catégorie ; elles se spécialiseront comme il suit :

1° Caisse de l'apprentissage ;
2°   »   de l'atelier ;
3°   »   de la corporation ;
4°   »   des spécialités ;
5°   »   générale.

Les caisses seront alimentées par une cotisation, que chaque membre de la corporation versera au groupe dont il fera partie. Cette cotisation est destinée au crédit général, et chacun reste propriétaire des sommes qu'il a versées. — Le groupe dépositaire est responsable. Chaque division peut centraliser ses capitaux dans la caisse générale : Toutefois, les fonds n'y seront déposés qu'après l'avis de la commission de crédit et le vote du conseil.

Pour une plus grande centralisation, les diverses caisses se créditeront entre elles de la même manière.

CAISSE GÉNÉRALE.

Pour former une caisse générale, il sera perçu cinq pour cent sur les caisses particulières. Ces fonds seront employés :

1° Aux publications d'intérêts corporatifs ;

2° A créditer les groupes, dans un intérêt local ;

3° A l'assurance générale.

La commission du crédit réglera les admissions, déterminera le taux du remboursement et organisera le service de perception.

MOUVEMENT D'ENSEMBLE.

Il est d'obligation absolue, pour tous les correspondants, de se tenir en rapport constant et régulier avec les divers groupes qui doivent s'unir à eux pour faire un travail sérié, complet et simultané.

Chacun des groupes fonctionnera en pleine liberté, sans suprématie, ni hiérarchie : avec des fonctions différentes, ayant en vue un objet spécial, ils doivent concourir à un but commun.

Leurs attributions sont déduites des diverses phases que parcourt le travailleur ; ces phases peuvent être considérées à juste titre comme élémentaires, comme servant à élever le travail jusqu'à la science. Le sociétaire, le compagnon, le maître, l'artiste, le savant représentent des individualités, des spécialités, par lesquelles il faut passer pour arriver au travail théorique et pratique, au travail intégral.

Il convient donc de considérer toutes les catégories que nous avons admises comme servant à l'apprentissage, à l'éducation, ou à répéter l'histoire du travail, telle qu'elle s'est offerte à nous, dans son commencement. .

Chaque groupe devient une académie, un moyen d'instruction ou de communication avec le corps scientifique. Dès qu'une admission sera régularisée, l'initié sera instruit des devoirs qu'il aura à remplir ; puis, parcourant successivement les divers groupes, tous ses efforts convergeront, en dernier ressort, vers l'atelier type.

Chaque groupe centralise ses actes dans le secrétariat, afin de correspondre par une voie sûre et méthodiquement parcourue. Chacun peut donc exprimer sa pensée, publier ses actes, ses inventions ou ses réclamations. La publicité ainsi ordonnée assure la vulgarisation complète, et par suite prompte récompense ou prompte réparation.

Le secrétariat sera donc, pour la corporation, le livre de vérité : la pensée, la parole, l'histoire médicale y seront conservées. L'une à côté de l'autre, on y lira les folies ou les grandes découvertes ; si le secrétaire passe, les archives restent, et une génération peut disparaître, la suivante connaîtra les fautes ou les grandes actions de celle qui l'aura précédée.

Les membres qui composeront le corps constituant ou les conseils, étant choisis par les groupes, seront instruits, dévoués et connus : nous aurons ainsi, pour régulariser les rapports corporatifs, l'élite du corps médical.

La caisse n'est qu'un moyen de faire circuler méthodiquement les finances ; c'est le lieu ou le cotisant va payer ou recevoir, échanger des valeurs faites : il n'y aura jamais accumulation de capitaux, attendu qu'ils n'y seront appelés qu'au fur et à mesure des besoins.

Les fonds de la caisse générale seront employés à venir en aide aux sociétaires qui ne trouveraient pas dans leur groupe respectif des ressources suffisantes, ou toutes les sympathies désirables, bien qu'ils en seraient dignes.

Lorsqu'un accident aura frappé un des membres de la corporation, la perte sera insignifiante pour la masse, et celui qui recevra cette protection n'aura pas à souffrir dans sa dignité, puisque ce secours lui sera dû.

La tenue des livres et la caisse garantissent l'authenticité des titres et des valeurs. Chaque sociétaire est admis à vérifier tous les actes des différents groupes : le secrétariat lui en fournit le moyen. Une lettre et une addition suffiront pour régler tous les rapports économiques et scientifiques.

Au résumé, l'homme reste libre, les capitaux sont associés, groupés, selon le besoin, les réunions se font par les commissions, les secrétariats et les conseils, et la masse des sociétaires formés en groupes sympathiques est unie par l'esprit général, au moyen du moniteur de la santé, qui vulgarise l'enseignement et la correspondance des secrétariats. La surveillance et le contrôle sont incessants et tous les intérêts trouvent sécurité pour le présent et des garanties pour l'avenir, dans l'organisme lui-même : il a « sa vie en soi ! » Nous ne nous arrêterons pas à faire ressortir la différence marquée qui distingue la constitution, que nous élaborons en ce moment, des lois qui régissent les rapports et les intérêts médicaux, nous devons nous conformer à notre programme, et nous occuper de l'administration du service sanitaire.

Administration.

Nous n'avons que quelques mots à dire sur la constitution et la direction du service sanitaire : sa constitution résultera de la création même de l'atelier médical qui donne la division suivante :

Service préventif, — hygiène et convalescence;
    » clinique, — maison de santé et exercice à domicile.
    » distributif, — pharmacie, appareils et personnel.
    » administratif,— caisse et fonds social.
    » scientifique, — enseignement et moniteur de la santé.

Chaque service aura son personnel et ses instituts qui doivent être considérés comme moyens de grouper les faits médicaux, comme des centres qui donnent et reçoivent la science et régularisent le travail parcellaire. L'organisation résultera de l'agencement des divers organes qui composent l'atelier; et des correspondances qui s'établiront entre eux, ce qui produira infailliblement la célérité et l'opportunité dans l'administration des secours.

Mais comment et par qui seront administrés les divers instituts et les deniers des clients ? Tout ce qui se rapporte à la clinique proprement dite, à la science, sera dirigé par le médecin choisi par les abonnés : tout ce qui aura rapport aux instruments de travail, à la fortune de la société, rentrera dans les attributions des adhérents. L'administration sera constituée par les sociétaires eux-mêmes : il est facile de considérer chaque membre faisant partie de la société, comme un actionnaire, et, à ce titre, il a voix délibérative ; selon l'importance des instituts destinés à l'organisation du service, il sera établi des commissions chargées de veiller à l'exécution des projets : elles auront à pourvoir à tous les besoins du service sanitaire.

Le rôle de l'administration est facile à tracer : elle s'occupe de tout ce qui concerne les intérêts matériels des médecins, aides et clients. Les clients versent leur cotisation entre les mains des administrateurs ; ceux-ci paient le service au taux qui est convenu d'avance avec les divers agents ; la fonction administrative est finie, limitée à l'objet instrument de travail.

Le seul, le vrai moyen d'établir un lien entre l'administration de tous les secours publics, entre tous les éléments du service médical, c'est d'organiser

un service nouveau qui se prête à toutes les combinai
sons, et complète tous les services, en les ramenant à
un seul point de vue.

Or, nous pensons avoir résolu ce problême, en ins-
tituant :

1° Le livre de santé pour chaque individu ;

2° Un service de dispensaires régulièrement distribués ;

3° Un médecin pour chaque famille, avec des aides
intelligents et dévoués ;

4° Un service clinique par la villa sanitaire, à
laquelle sont adjointes des agences de consultation et
des maisons de santé ;

5° Un service à domicile, par le chef de famille,
ou du groupe administrateur, surveillant les intérêts
des siens ;

6° Enfin, nous protégerons définitivement, complétement les intérêts corporatifs, tant sous le rapport scientifique, que sous le rapport économique, en
donnant un grand développement à l'éducation professionnelle, et une constitution au corps médical tout
entier, qui sera ainsi mis en rapport direct avec la
société générale, et qui pourra agir avec ensemble et
méthode, dans toutes les circonstances où il faudra
prendre de grandes mesures pour sauvegarder la santé
publique.

Moniteur médical.

L'ensemble de l'organisme se groupera en dernière analyse au *secrétariat général*. Pour Paris, et dans l'hypothèse de l'exécution du plan que nous avons conçu, le centre administratif se composerait des divisions suivantes :

1° Écoles. — Rapport avec toutes les écoles de médecine. — Journaux et livres médicaux. — Cabinets de lecture des écrits périodiques et des auteurs vivants ;

2° Professions. — Rapports des ateliers de l'organisme et des ateliers, familles, groupes et corporations. — Sociétés médicales. — Distribution des instruments et secours généraux ;

3° Ateliers médicaux. — Cliniques comparées. — Rapports avec les cliniques étrangères, — Épidémies générales. — Écoles de perfectionnement, spécialités:

4° Le moniteur de la santé, qui est formé par la

collection, la vérification des travaux des divisions que nous avons établies. Il reliera ainsi toutes les parties de l'organisme, et servira au contrôle des actes.

5° La surveillance générale, l'économie, l'achat et l'approvisionnement des matériaux à distribuer dans les laboratoires et les dispensaires ; en un mot, tout ce qui est instrument et produit, est aussi vérifié et contrôlé, à *cette chambre des comptes.*

Au résumé, le médecin est naturellement chargé de la direction du service général et tout particulièrement des agences de consultation, des villas et des soins à donner à domicile.

Le pharmacien-médecin l'aide dans l'accomplissement de sa charge, et s'occupe spécialement des dispensaires, c'est-à-dire de l'approvisionnement.

Le client ou la société fournit les instruments de travail, pourvoit aux dépenses nécessaires aux services médical et pharmaceutique.

Enfin, un secrétariat établi dans chaque institut tient note de tous les actes du travail, des finances des clients et des personnes employées au service. Il tient aussi le grand livre, la caisse, et veille à la sécurité des clients et des employés.

Mouvement pratique.

La prévention qui existe nécessairement contre toute innovation sera mise de côté, dès qu'on saisira la fécondité et la simplicité des moyens que nous préconisons. Prévenir le mal par une inspection efficace, et le conjurer par des soins apportés promptement, avec ordre et économie, voilà le programme.

Le conseil de salubrité, institué pour veiller à l'hygiène publique intervient ordinairement trop tard et ses prescriptions, quoique sages, ne peuvent être exécutées. Dans l'état actuel des rapports du client et du médecin, il est impossible d'en obtenir la réalisation. L'affiche dont il se sert pour publier ses avis passe et retourne vite aux faits historiques, mais si cette utile prescription était inscrite au livre de santé, elle resterait comme un monument et pourrait alors servir à ceux qui ont besoin de renseignements ultérieurs. Le médecin lui-même y trouverait une indication précieuse pour le guider dans ses ordonnances particulières.

La pratique semble, au premier abord, assez difficile : Comment faire pour exiger que chacun porte
et signe un livre de santé ? Il faut procéder avec une
certaine réserve et expérimenter. Mais quoi de plus
simple que d'ordonner que chaque fonctionnaire ait
un carnet, quoi de plus facile que d'ajouter un livre
de santé au livret de l'ouvrier : il ne peut s'en
plaindre ?

Le code de la santé vaut celui du travail : ils sont
utiles tous deux. Quoi de plus simple que d'y ajouter
les prescriptions hygiéniques relatives à la profession ? Le patron, en vérifiant le travail ou en con-
trôlant le certificat de vie et de mœurs, ne peut-il
s'informer de la santé de celui qui va travailler pour
lui, avec lui ? Son intérêt bien entendu et la philan-
tropie vraie le commandent.

Le médecin et le client passent un contrat d'abonnement, qui, étant légalisé par le cachet administratif, donne droit aux avantages de la société, et le
médecin n'a plus qu'à visiter son client, sans plus
s'occuper du reste.

L'administration occupera un faible personnel ; le
père de famille est l'administrateur naturel du groupe
qui sert de base à notre organisme. D'ailleurs, aucun
pouvoir hiérarchique ne peut être accepté dans la
famille. — La sainteté du foyer domestique en serait

blessée. Il faut donc laisser au chef de famille le soin de l'administration, et *le choix de son médecin*, en même temps qu'on lui fournira les garanties suffisantes, pour que le contrat soit exécuté dans toute sa teneur.

Le contrat libre et le livre de santé, destinés à régulariser les rapports, à conserver la pensée d'ordre, de liberté et de sécurité, nous ajoutons de chasteté dans la famille, rendront la chose possible et avantageuse pour tous, sans gêne ni embarras.

Les médecins des bureaux de bienfaisance, des hôpitaux, des dispensaires, de la vérification des décès, des épidémies, des eaux, des prisons, etc., sont nommés par la ville ou le gouvernement, toutes les administrations de chemin de fer, banques, maisons de commerce importantes, ont des médecins attachés à leur service ; mais toutes les imposent à leurs subordonnés. Le choix n'existe que d'un côté, pourtant, il doit être réciproque. — Les sociétés philanthropiques sont dans le même cas. D'où il résulte des inconvénients très graves, attendu que ni le médecin ni le client ne sont satisfaits.

La fonction du médecin de la société doit se borner à la constatation du fait de maladie ; mais les soins doivent être donnés par celui qui a été choisi par le client, et cela sans augmentation de frais :

c'est pourquoi il est nécessaire que le médecin contracte d'avance et détermine le temps qu'il veut et peut consacrer à son client, tandis que l'administration ne doit que sanctionner le contrat et payer ou recevoir en temps voulu.

En supposant la combinaison généralisée, en France, et chaque famille payant, à une administration ou à l'État, la cotisation qu'elle entend consacrer pour s'assurer des soins assidus et intelligents en cas de maladie, que cette cotisation soit perçue sous forme d'impôts ou de toute autre manière, en aucun cas, l'administration ou l'État ne peut imposer son médecin à l'administré. Il sera toujours nécessaire qu'il y ait contrat, promesse de client à médecin, afin de sauvegarder la liberté de l'un et de l'autre.

Dans l'hypothèse qu'un trop grand nombre de personnes veuillent être soignées par le même médecin, celui-ci ne pourrait suffire à la tâche, les clients s'imaginant qu'ils ont droit à tel ou tel secours, seraient dans l'erreur : erreur prévue et évitée par la convention écrite. Aujourd'hui, le médecin trop pressé est obligé de refuser les cliens : il en sera de même dans le nouveau mode. — D'ailleurs, au moyen des diverses institutions qui offriront toutes les ressources d'exercice et d'étude, le niveau scientifique s'établira; tour à tour élèves et professeurs, chacun des médecins sera en position de prouver son talent et le client pourra choisir presque indifféremment.

La connaissance faite préalablement par les visites et les consultations préventives permettra un choix éclairé, et toutes les difficultés s'évanouiront. Les droits et devoirs de chaque associé et du médecin seront en outre consignés au livre de santé.

Rien de plus facile d'exiger des soins de propreté, et, au besoin, les visites du médecin, pour admettre au travail des hommes sains de corps et d'esprit ; car le travail ne devrait se faire que dans ces conditions. Le monde des infirmes ne doit pas contaminer le monde des vivaces, si nous voulons voir les épidémies disparaître et la génération s'améliorer.

Un soldat invalide, malade, est mis hors de service, on lui porte secours à temps ; mais un ouvrier *tombe en détail*, en attendant l'hôpital ; encore faut-il souvent qu'il possède 4 ou 5 francs, pour s'y faire transporter. Nous avons vu, de nos yeux vu, des ateliers où les ouvriers sont l'objet de *soins assidus*, mais nous en avons vu d'autres où « il n'y a rien à faire », ce qui veut dire en bon français : « Nous voulons que « nos ouvriers nous servent, le reste ne nous regarde « pas ; que nous importe leur santé, pourvu qu'ils « produisent et ne disent mot, c'est bien. »

Nous disons, nous : les ouvriers, dans les conditions actuelles du salaire incertain, ont droit à toute la sollicitude des patrons, et, s'ils ne sont pas aptes au travail, c'est-à-dire s'ils ne sont pas *sains de corps et d'esprit,* ils ne peuvent travailler.

Pour les apprentis, rien de plus facile que de leur donner un carnet de santé, et nous pensons que ce petit memento les protégera mieux qué la loi sur l'apprentissage. Quant aux incorrigibles et aux récalcitrants, ils auront l'hôpital.

Nous ne voulons pas voir des chétifs manier le marteau, tandis que l'hercule se livrera à des travaux moins pénibles ; nous voulons, nous aimons, ce qu'en langage d'atelier on nomme un bel ouvrier ; ce qui veut dire qu'en façonnant la matière en artiste, nous devons nous occuper aussi de nous-mêmes et acquérir la beauté réelle, celle qui résulte de l'ensemble et de l'harmonie des qualités. Mais, pour obtenir ces résultats, il faut, de toute nécessité, que le médecin assiste à la vie active, qu'il puisse régler l'alimentation, le régime, avant la maladie ; en un mot, qu'il veille à l'hygiène.

Les chefs de famille auront bientôt compris l'intérêt qui s'attache à la connaissance parfaite de tout ce qui peut être utile à la santé, et nous ne trouverons près d'eux que bonne volonté et facile accès ; nous n'en doutons pas, puisqu'ils seront libres. *Nous ne*

26.

voulons imposer à quiconque notre manière de conjurer le danger.

Tout se fera sans effort, sans contrainte, dès que le client et le médecin se connaîtront et chercheront ensemble les moyens d'améliorer la santé publique : ni l'un ni l'autre ne peuvent souffrir de cette pratique.

Le dispensaire sera le centre des opérations pharmaceutiques : dépôt d'appareils, organe de distribution, il devra pourvoir aux détails du service. Il sera au pharmacien ce que la villa sera au médecin, le lieu où se joindront la théorie et la pratique pharmacologique. Qu'on se représente nos meilleurs pharmaciens, constamment occupés à préparer, administrer et à observer l'effet des médicaments ; des élèves qui surveillent conjointement avec les médecins et la famille : il semble alors difficile qu'il puisse y avoir erreur grave.

Que l'effet des médicaments soit bien observé et noté, que ces observations soient inscrites sur le livre de santé et sur le journal du médecin et du pharmacien ; que ces deux derniers puissent travailler ensuite, soit pour préparer ou formuler ensemble, ne sera-ce pas un puissant moyen de faire progresser la science thérapeutique ?

Le service des hôpitaux est pourvu de pharmaciens, leurs attributions sont à peu près celles dont nous parlons ; pour quelles raisons n'en ferait-on pas autant pour le service à domicile ?

Dans notre organisme, l'ensemble de l'exercice médico-pharmaceutique serait donc constitué comme il suit :

1° Pharmacies centrales, pour les achats et approvisionnements généraux, préparations qui exigent des dépenses extraordinaires ; — expérimentation ; vérification, etc.

2° Dispensaires, *laboratoires-écoles*, réunissant l'enseignement théorique et pratique de la pharmacie avec des appareils, des aides, etc.

3° Dépôts de produits préparés, dans tous les lieux de consultation, pour le service courant de la médecine à domicile, ou pour la consultation elle-même.

4° Service et travail pharmacologique à la villa ou union de la pharmacie et de la médecine, par un travail simultané.

La pharmacie, telle qu'elle est constituée et régie de nos jours, est une galère pour le pharmacien honnête, un coupe-bourse pour le client, une sinécure pour celui qui peut se faire remplacer par un élève, et une cause perpétuelle de discorde entre le médecin et la drogue, entre celle-ci et le client, et bien d'autres encore.

Comme on le voit, chaque organe peut fonctionner à part, et sans le secours des autres : il a sa vie, son but et ses moyens de l'atteindre ; il serait donc indifférent de commencer par le haut ou par le bas, par le centre ou par la circonférence, ou plutôt il n'y a ni haut ni bas, ni premier ni dernier, mais un travail sérié, ordonné, qui se complète et se relie, par cela même que tous les rouages concourent au même but. La centralisation générale n'entre point dans le travail, elle le complète et le vulgarise, elle l'équilibre : Voilà son objet et sa tâche distincte. Le travail fait au moniteur de la santé nous suffira pour obtenir l'unité de direction dans le service sanitaire, dont tous les efforts doivent converger à la conservation de la santé générale.

SERVICE PRÉVENTIF.

Résumé.

Nous n'avons plus besoin d'insister sur l'utilité de la médecine préventive : chacun est à même de comprendre l'importance qu'il y a de prévenir les accidents au lieu de les attendre, de s'entourer des moyens de sauvetage et de radoubement, si l'on est obligé de s'exposer au danger.

D'un autre côté, il nous semble si facile d'organiser le service préventif, que nous regardons comme possible de généraliser immédiatement l'institution des visites et consultations préventives.

Tous, nous devons nous entourer de moyens hygiéniques suffisants, pour conserver et améliorer notre santé : la loi peut donc intervenir et se formuler comme nous allons le dire sommairement.

SERVICE DE SANTÉ.

Visites et Consultations préventives.

Considérant qu'il est d'utilité publique d'organiser un service médical dans chaque commune.

Le . . . . entendu :

ARRÊTE :

1° Il sera créé une agence de consultation médicale, dans chaque commune ou circonscription ayant une population de deux mille habitants.

2° Les habitants de chaque groupe sont chargés de l'édification, de l'entretien et de l'approvisionnement de l'agence ; une commission de santé sera nommée à cet effet, et composée comme il suit : un médecin ou un aide-médecin, un trésorier teneur de livres, un secrétaire.

3° Chaque famille aura à payer un abonnement. Le prix de l'abonnement sera fixé et révisé chaque année par les soins de la commission de santé.

4° Chaque famille choisira son médecin ; celui-ci veillera à la santé de ses clients, dès que le contrat d'adhésion réciproque aura été visé par la commission de santé.

5° Le médecin sera payé par la commission de santé, en proportion du temps qu'il consacrera au service. Il devra, à chaque famille qui l'aura choisi comme conseil : 1° Douze visites à domicile; 2° cinquante-deux consultations à l'agence.

6° Lorsqu'il ne sera pas statué par convention particulière entre le médecin et son client, les visites seront mensuelles et les consultations hebdomadaires. Le client sera libre ou non de profiter des consultations, de réclamer, au besoin, la consultation faite par plusieurs médecins, sans aucune augmentation de prix.

7° L'abonnement est contracté entre le médecin et le client, pour le temps qu'ils détermineront d'un commun accord. Chaque abonné aura un livre de santé où seront consignés tous les faits relatifs à sa santé; les rapports du client et du médecin, leurs devoirs réciproques y seront aussi enregistrés.

8° Les commissions sanitaires s'entendront à l'effet de procurer au client tout ce qui sera nécessaire au service de la médecine préventive.

9° Elles s'occuperont ensuite du service clinique à domicile, prépareront les dispensaires, villas et maisons de santé nécessaires au traitement des maladies qui ne peuvent être soignées à domicile.

10° Tous les travaux seront exécutés d'après des plans et devis déterminés, et sous la direction du comité de salubrité publique.

Des réglements particuliers détermineront les rapports des divers établissements.

Le service préventif organisé, on s'occuperait avec la certitude que donne l'expérience du service clinique, de l'enseignement et de la vulgarisation de la science ; peu à peu l'atelier médical serait élevé, et la fonction médicale constituée dans tous ses rapports. Nous ne voulons pas aborder la systématisation des divers instituts ; mais en jetant un coup d'œil sur le plan ci-contre, il sera facile de comprendre les rapports des divers ateliers entre eux, puisque chaque atelier forme une division sanitaire. Le nombre des divisions peut varier ; il doit être proportionné au nombre des habitants de chaque pays, et répondre aux exigences du service.

Nous supposons que le périmètre du plan ci-contre circonscrit Paris et sa banlieue. — Dans cette hypothèse, nous diviserons notre cercle en six triangles qui formeront six divisions sanitaires. — Chaque division forme un atelier médical, dont le travail se centralise et s'achève à une direction générale représentée par le moniteur de la santé.

Les six villas sanitaires ou écoles de perfectionnement, seraient édifiées au centre des six groupes de populations qui, placés dans la banlieue entre les boulevards extérieurs et les fortifications, unissent, en quelque sorte, Paris à la grande banlieue.

La première division s'étendrait de Boulogne à

Neuilly et la villa serait placée au centre qui est Passy.

La deuxième s'établirait des Thernes à La Chapelle, et la villa s'élèverait entre Montmartre et Saint-Ouen.

La troisième serait limitée par La Villette et Charronne, avec une villa aux Prés-Saint-Gervais.

La quatrième, en partant de Charonne, trouve une limite naturelle à Bercy, près de la Seine ; elle correspond d'ailleurs avec Charenton et Vincennes, et son centre est à Saint-Mandé.

La cinquième, commençant à la Seine et s'étendant jusqu'au Petit-Montrouge, établirait sa villa non loin du Grand-Gentilly.

La sixième enfin, ayant son centre à Issy, comprendrait l'espace limité par Auteuil et le Grand-Montrouge.

Ainsi placées, ces écoles relieraient le service médical du département de la Seine tout entier. Les autres instituts édifiés, tant dans la banlieue que dans Paris, se grouperaient comme nous l'indiquons sur le plan, et, par leur ensemble, formeraient une systématisation complète du service sanitaire de près de deux millions d'habitants.

Un atelier étant constitué, il sera facile de coordonner les autres et de les distribuer selon les lieux et les besoins. Nous pourrions faire une utopie, et généraliser la mesure ; mais nous voulons que l'expérience nous serve de guide. Nous préférons nous mettre à l'œuvre pratique, et chercher la France sanitaire.

L'étude à faire est assez grande, assez neuve, pour qu'il nous soit permis de penser que nos honorables confrères voudront, comme nous, que chaque commune soit dotée d'un service sanitaire complet; et que, grâce à l'initiative du corps médical de France, l'insuffisance des moyens d'enseignement et d'exercice de la médecine, de « l'art divin » aura cessé.

FIN.

TABLE

PARIS. — IMPRIMERIE BOISSEAU ET AUGROS,

PASSAGE DU CAIRE, 123-124.